Johanna Kallert

Mein Partner hat Tinnitus

Johanna Kallert

Mein Partner hat Tinnitus

Ein Ratgeber

Herder
Freiburg · Basel · Wien

Alle Rechte vorbehalten – Printed in Germany
© Verlag Herder Freiburg im Breisgau 1997
Textverarbeitung: G. Scheydecker, Freiburg im Breisgau
Druck und Einband: Freiburger Graphische Betriebe 1997
Gedruckt auf umweltfreundlichem, chlorfrei gebleichtem Papier
ISBN 3-451-26203-7

Inhalt

Tinnitus als medizinisches Problem

Wenn der Arzt nicht helfen kann

Was können Angehörige tun?

Hilfen von außen

Gemeinsam aus der Krankheit lernen

Vorwort

„Nur meine Ohren die sausen und brausen Tag und Nacht fort. Ich kann sagen: Ich bringe mein Leben gar elend zu.

Ich habe schon öfters den Schöpfer und mein Dasein verflucht, Plutarch hat mich zu der Resignation geführt. Ich will, wenn es nicht anders möglich ist, meinem Schicksal trotzen, obwohl es Augenblicke meines Lebens geben wird, wo ich das unglücklichste Geschöpf Gottes sein werde."

Dieses ist ein Auszug aus einem Brief von Ludwig van Beethoven, den er, einunddreißig Jahre alt, 1801 schrieb. Van Beethoven litt unter dem Symptom Tinnitus, und in wenigen Worten drückt er aus, wie verzweifelt er dadurch ist. Aber im gleichen Satz schreibt er auch, daß er alles tun will, seinem Schicksal zu trotzen.

Dieses wohl disziplinierte Verhalten ist heutzutage in unserer Bevölkerung in vielen Schichten leider nicht mehr üblich. Daß Bürgerinnen und Bürger unseres Landes, die unter einem Ohrgeräusch leiden, wieder gelernt haben, ihrem Schicksal zu trotzen, haben sie in vielen Fällen ihren Familienangehörigen zu verdanken.

Die „Tinnituspille" gibt es nicht. Es gibt aber eine Unmenge von Therapieangeboten für den chronischen Tinnituspatienten – einige seriöse und sehr sinnvolle, eine Unzahl von unseriösen und nutzlosen.

Für jeden Patienten, der unter einem Ohrgeräusch leidet,

ist es aber extrem wichtig, daß er in seinem Umfeld – hauptsächlich in der Familie – ernst genommen wird.

Die Familie kann zum wichtigsten und auch erfolgreichsten direkten oder indirekten Therapeutikum werden.

Ich bewundere den Mut und die Ehrlichkeit von Frau Johanna Kallert, die durch dieses Werk eine klaffende Lücke in der deutschen „Tinnitusliteratur" schließt.

Der großen Mehrzahl der Angehörigen ist ihre hocheinflußreiche Stellung im Umfeld eines Tinnitusbetroffenen nicht bewußt.

Viele Ehepartner erkranken ebenfalls aufgrund falscher Informationen und ausbleibender Hilfen.

Viele Millionen Mark könnten in unserem Gesundheitssystem jährlich zum Beispiel durch das Ausbleiben unsinniger Therapieverfahren eingespart werden, würde der leidende Tinnituspatient in seiner Familie und in seinem privaten und beruflichen Umfeld richtig aufgenommen werden.

Die Deutsche Tinnitus-Liga beglückwünscht die Autorin zu diesem gelungenen Werk. Nach dem Studium werden viele Partner, Kinder und Kollegen ihre Angehörigen oder Freunde besser verstehen und sich freuen, richtig und erfolgreich helfen zu können.

Detmold im Oktober 1996   PD Dr. med. M. Pilgramm
                                 (Deutsche Tinnitus-Liga)

Einleitung

Allein in Deutschland gibt es mehrere Millionen Menschen, die an permanenten Ohrgeräuschen leiden. Manche von ihnen so stark, daß sie dadurch in ihrer Lebensqualität erheblich beeinträchtigt sind: sie sind weniger leistungsfähig, haben Probleme, ihren Alltag zu meistern, verlieren oft jede Lebensfreude und entwickeln schwere Depressionen bis hin zu Selbstmordgedanken.

In der Öffentlichkeit ist die Tinnitus-Problematik in ihrem ganzen Ausmaß bislang nur sehr wenig bekannt. Man kann sich nicht vorstellen, was an diesen Ohrgeräuschen „so schlimm sein soll". Tinnitus-Betroffene werden daher nicht selten als übertrieben wehleidig, als Hypochonder oder sogar als arbeitsscheue Simulanten abgestempelt.

Und das ist für sie ein weiterer Belastungsfaktor: In einer Umfrage gaben 93 Prozent aller Tinnituspatienten an, daß sie massiv unter dem Unverständnis ihrer Umgebung leiden.

Ich selbst habe seit mehreren Jahren mit dem Problem „Tinnitus" zu tun: Mein Mann hat Tinnitus. Und ich habe erfahren, wie schwer man als Nicht-Betroffener mit der Situation zurechtkommt. Man schwankt in seinen Empfindungen zwischen Mitleid („wie kann ich ihm nur helfen"), Unverständnis („wie kann er sich so gehenlassen") und auch Groll („warum vermiest er uns das Leben?"). Und zumindest unterschwellig kommt es immer wieder zu Konflikten, manchmal auch zu offenen gegenseitigen Vorwürfen.

9

Hilfreich in dieser schwierigen Phase ist es, so meine Erfahrungen, wenn man sich ausführlich über diese Krankheit informieren kann. (Viele Ärzte wissen hierüber noch zu wenig Bescheid.) Und wenn man erfährt, wie es anderen Betroffenen damit geht.

Aus diesem Grund habe ich begonnen, das Buch „Mein Partner hat Tinnitus" zu schreiben. Ich werde darin über die (bisherigen) medizinischen Erkenntnisse informieren, vor allem aber auch auf die psychischen Auswirkungen des Leidens eingehen. Dabei will ich neben eigenen Erfahrungen auch verschiedene Aussagen von „Leidensgenossen" und außerdem fachkompetente Erläuterungen von Ärzten, Psychologen und Psychotherapeuten zugrundelegen.

Ich wünsche allen Tinnitusbetroffenen und ihren Angehörigen, daß sie ihre gegenseitigen Schwierigkeiten verstehen, aufeinander eingehen und so gemeinsam mit der Krankheitserscheinung „Tinnitus" leben lernen.

Tinnitus als medizinisches Problem

Was ist Tinnitus?

Tinnitus ist das medizinische Fachwort für Ohrgeräusche. Gemeint ist damit nicht das kurzzeitige Ohrensausen, das jeden von uns gelegentlich befällt. Und das man durch Schlucken oder Drücken am Ohr rasch wieder beseitigen kann.

Beim Tinnitus handelt es sich vielmehr um ein unaufhörliches, bleibendes Ohrgeräusch. Der Betroffene hört einen oder mehrere Töne, die nicht von einer äußeren Schallquelle herrühren, sondern aus dem Ohr selbst oder aus dem Kopf zu kommen scheinen.

Diese seltsame Krankheitserscheinung ist gar nicht so selten, wie man denkt. Schätzungen und Umfragen haben ergeben, daß allein in Deutschland mehrere Millionen Menschen an ständigen Ohrgeräuschen leiden. Dabei sind Männer und Frauen etwa gleichstark betroffen. Am häufigsten tritt die Krankheit in den mittleren Lebensjahren auf. Doch sie kommt auch bei Jugendlichen und sogar bei Kindern vor.

Die Lautstärke dieser Ohrgeräusche kann dabei sehr unterschiedlich sein. Immerhin erleben mehrere Hunderttausend Menschen ihren Tinnitus als sehr laut und demzufolge auch als sehr schlimm. Messungen haben ergeben, daß die objektive Tinnituslautstärke in den meisten Fällen zwischen fünf und fünfzehn Dezibel über der jeweils individuellen Hörschwelle liegt. Doch wie laut diese Töne dann tatsächlich wahrgenommen werden, ist von Fall zu Fall sehr unterschiedlich. Denn das Hörempfinden hängt nicht nur vom objektiven Ton, sondern auch von der seelischen Verfassung und der jeweiligen Gefühlslage des Betroffenen ab.

Gehört werden diese Ohrgeräusche entweder nur einseitig oder aber in beiden Ohren. Und manchmal können sie „auch mit dem ganzen Kopf" wahrgenommen werden.

In Zusammenhang mit den Geräuschen treten meist noch andere Hörstörungen auf: Viele Tinnitiusbetroffene hören schlechter bis hin zur Schwerhörigkeit. Andere sind dagegen besonders lärmempfindlich. Sie nehmen die Umgebungsgeräusche verzerrt oder unangenehm laut wahr.

All diese Tinnitus-Symptome können entweder schlagartig beginnen, oder sie setzen schleichend ein und steigern sich allmählich immer höher. Sehr vielfältig und unterschiedlich ist dabei die Art der wahrgenommenen Töne: Der eine hört ein Pfeifen, der andere ein Rauschen oder auch Dröhnen, Klopfen, Summen, Zirpen, Sägen oder Zischen. Nichtbetroffene sollten sich das durchaus als permanente Kreissäge, als Preßlufthammer oder als das Pfeifen eines Wasserkessels vorstellen. Wer es genau wissen möchte, kann verschiedene nachempfundene Tinnitusgeräusche auch per Telefon abhören. Die Deutsche Tinnitus-Liga, das Selbsthilfeorgan der Betroffenen, hat hierzu eine entsprechende Leitung eingerichtet (0202/19701). Wählen Sie diese Nummer einmal an, und lassen Sie sich dann von Ihrem Partner das Geräusch heraussuchen, das seinem Tinnitus entspricht. Lauschen Sie eine Weile darauf, sicher werden Sie bald entnervt den Hörer zur Seite legen. Und genau das ist es, was ein Tinnitusbetroffener auch gerne tun möchte: das Geräusch irgendwie abstellen. Doch ihm ist das nicht möglich, er muß es sich anhören, und wenn es noch so lästig ist.

Wie entsteht Tinnitus

Zu unserem Hörsystem gehören mehrere Bereiche: das Ohr (äußeres Ohr, Mittelohr und Innenohr), die Hörnerven und bestimmte Teile des Gehirns. Den Hörvorgang kann man sich (vereinfacht dargestellt) etwa so vorstellen: Eine Geräuschquelle sendet Schallwellen aus, die sich in Luft oder Wasser ausbreiten können. Diese Schallwellen gelangen über die Ohrmuschel durch den Gehörgang in das Mittelohr und schließlich in das mit Lymphflüssigkeit gefüllte Innenohr. Das Innenohr ist übersät mit sogenannten Haarzellen (Stereozilien). Das sind Nervenzellen, die alle mit feinen Härchen besetzt sind. In jedem Innenohr befinden sich drei äußere und eine innere Haarzellreihe mit insgesamt etwa siebzehntausend Stereozilien.

Durch die Schallwellen gerät die Flüssigkeit im Innenohr in Bewegung. Sie berührt demzufolge einzelne der inneren Härchen und biegt sie für kurze Zeit um. Dadurch entstehen (elektrische) Impulse, die vom Hörnerv aufgenommen und an das Gehirn weitergeleitet werden. Die äußeren Sinneszellen wirken dabei als Verstärker oder Dämpfer dieser Schallimpulse. Sie stehen mit verschiedenen Bereichen des Gehirns in Verbindung, unter anderem auch mit dem sogenannten limbischen System.

Dieses System ist für die Gefühle zuständig. Es ordnet jedem der Schall-Sinnesreize ein bestimmtes Gefühl zu, zum Beispiel Angst, Schrecken, Ärger oder auch Freude,

Entzücken und Wohlbehagen. In den Hörfeldern, einem anderen Teil des Gehirns, werden diese Nervenimpulse dann als Geräusche wahrgenommen. Und zwar um so intensiver, je stärker die begleitenden Gefühle ausgeprägt sind. Als Beispiel braucht man sich nur einen tickenden Wecker vorzustellen. Tagsüber, wenn man beschäftigt ist, überhört man dieses Geräusch vollständig. Man nimmt es überhaupt nicht bewußt wahr. In einer schlaflosen Nacht dagegen fühlt man sich durch dasselbe Geräusch gestört und ärgert sich darüber. Und je mehr man sich ärgert, desto lauter wird es.

Ähnlich verhält es sich beim Tinnitus. Nur daß hier kein tickender Wecker, also keine äußere Schallquelle vorhanden ist. Die Töne entstehen im Körper selbst. Wie und wo das geschieht, konnte die Wissenschaft in den meisten Fällen noch nicht eindeutig klären. In jedem Fall ist das komplizierte Hörsystem an irgendeiner Stelle gestört: Man vermutet, daß entweder die empfindlichen Haarzellen oder auch die Nervenbahnen geschädigt sind und deshalb falsche Hör-Impulse erzeugen. Außerdem kann auch die Geräuschwahrnehmung im Gehirn gestört bzw. überreizt sein. Wahrscheinlich sind mehrere Faktoren gleichzeitig beteiligt.

Mögliche Ursachen

Da die Entstehungsmechanismen für Tinnitus bisher nicht eindeutig geklärt werden konnten, ist auch die Ursachenforschung schwierig.

- Sicher ist, daß ständiger Lärm oder auch ein kurzzeitiges, extrem lautes Geräusch (z.B. ein Knall) die Gehörzellen dauerhaft schädigen kann. Viele Betroffene berichten, daß ihr Tinnitus im Anschluß an ein Knalltrauma (oft an Silvester oder Karneval) aufgetreten ist.
- In anderen Fällen vermuten Ärzte zunächst meist eine Durchblutungsstörung im Innenohrbereich. Die Haarzellen werden demzufolge nicht mehr ausreichend mit Sauerstoff versorgt und funktionieren deshalb nicht ordnungsgemäß.
- Krankhafte Veränderungen an den Halswirbel- oder Kiefergelenken beeinflussen das Hörsystem und kommen ebenfalls als Tinnitus-Ursache in Frage.
- Ebenso Erkrankungen des Hörnervs, der Hörbahn oder des Gehirns: zum Beispiel Nervenentzündungen, Tumore, Schlaganfall oder multiple Sklerose.
- Häufig beginnen Ohrgeräusche im Verlauf von Infektionen (vor allem im Hals-Nasen-Ohren-Bereich).
- Möglicherweise sind allergische Reaktionen, insbesondere Nahrungsmittelallergien, die Ursache.
- Schuld sein können auch erhöhte Schadstoffkonzentrationen im Blut, hervorgerufen durch Umweltgifte, Genußmittel oder Medikamente. Und auch der Zahnfüller

Amalgam wird in diesem Zusammenhang oft verdächtigt.

– Neben all diesen körperlichen Störungen spielt wahrscheinlich auch die Psyche eine entscheidende Rolle. Denn die Erfahrung zeigt, daß Ohrgeräusche häufig infolge von Streß oder starken seelischen Belastungen entstehen.

Tinnitus ist demnach als wohl psychosomatische Krankheit (Beteiligung von körperlichen und seelischen Ursachen) zu werten und sollte auch als solche behandelt werden.

Wie sieht die ärztliche Behandlung aus?

„Mein Tinnitus begann während einer starken Erkältung. Ich suchte als erstes meinen Hausarzt auf. Der gab ehrlich zu, daß er sich mit Ohrgeräuschen nicht auskennt, ich sollte aber schnellstmöglich einen HNO-Arzt aufsuchen. Das tat ich noch am selben Tag. Doch auch der konnte mir in keinster Weise helfen: Er sagte mir, daß man gegen Ohrgeräusche nichts machen könne, und daß sie wahrscheinlich nie mehr weggehen würden. Nach weniger als fünf Minuten stand ich wieder draußen!"

Dieses Beispiel ist leider kein Einzelfall. Obwohl sich die Situation in den letzten Jahren schon verbessert hat, gibt es immer noch viel zu wenig Ärzte, die sich mit den verschiedenen Möglichkeiten der Tinnitusbehandlung auskennen. Das ist für die Betroffenen schlimm, weil gerade zu Beginn der Krankheit noch gute Heilungschancen bestehen. Bis man den richtigen Arzt gefunden hat, ist diese wertvolle Zeit aber oft verstrichen. Zwar verordnen die meisten Ärzte bei einem akuten Tinnitus zumindest durchblutungsfördernde Medikamente oder Infusionen. Doch wenn das nichts nützt, bleibt auch ihnen meist nur noch das hilflose Achselzucken: „Nichts zu machen, damit müssen Sie leben." Dieser Satz hat wohl schon so manchen Tinnituspatienten zur Verzweiflung gebracht. Dabei gibt es eine ganze Reihe von Therapiemöglichkeiten, die Ohrgeräusche beseitigen oder wenigstens lindern können.

Natürlich ist dabei nicht jede Therapie für jeden Patienten geeignet. Doch ein erfahrener Tinnitusarzt weiß, welche Behandlungen im Einzelfall angezeigt sind. Bei uns in Deutschland gibt es eine Reihe von Ärzten, die sich auf diese Problematik spezialisiert oder zumindest Erfahrung damit haben. Um einen solchen zu finden, wenden Sie sich am besten an Ihre nächstgelegene Tinnitus-Selbsthilfegruppe (über die Deutsche Tinnitus-Liga erfragen). Dort weiß man am ehesten, welcher Arzt oder welche Ärzte in Ihrer Umgebung für die Tinnitusbehandlung zu empfehlen sind. Ideal ist es, wenn Sie einen Arzt Ihres Vertrauens finden, der Sie während der gesamten Behandlung betreut und alle notwendigen Maßnahmen koordiniert.

Hier nun eine Übersicht über die verschiedenen ärztlichen Untersuchungen und Therapien, die bei jedem (frischen) Tinnitus durchgeführt werden sollen bzw. in bestimmten Fällen durchgeführt werden können.

HNO-Arzt

Erste Anlaufstelle bei Ohrgeräuschen ist in der Regel der Hals- Nasen-Ohrenarzt. Er untersucht den äußeren Gehörgang (gelegentlich ist nur ein Ohrenschmalzpfropf schuld an den Ohrgeräuschen), das Trommelfell, den Nasen-Rachenraum, die Ohrtube (Verbindung zwischen Rachen und Ohr) sowie den Hals und die Halsgefäße. Weiterhin wird mit einem sogenannten Tonschwellenaudiogramm das Hörvermögen bestimmt: Dem Patienten werden in verschiedenen Frequenzbereichen (= Tonhöhen) Sinustöne in zunehmender Intensität vorgespielt. Die Lautstärke, bei der er den jeweiligen Ton gerade wahrzunehmen beginnt, zeigt seine individuelle Hörschwelle. Werden bei dieser Untersuchung Hörverluste festgestellt, weist das auf einen Innenohrschaden hin. Noch sicherer läßt sich ein Innenohrschaden durch ein weiteres Meßverfahren, die sogenannte Ableitung der otoakustischen Emissionen diagnostizieren. Außerdem stellt der HNO-Arzt fest, welche Töne den Tinnitus überdecken können (also mit dem Ohrgeräusch nahezu identisch sind). Daraus läßt sich die Tinnituslautstärke (angegeben in Dezibel) und Tinnitusfrequenz (in Hertz) objektiv bestimmen. In manchen Fällen sind darüber hinaus noch zusätzliche, speziellere Untersuchungsmethoden nötig, zum Beispiel um die Form einer Schwerhörigkeit genau zu diagnostizieren. Daraus lassen sich dann Rückschlüsse über die Art der Schädigung ziehen.

Durchblutungsfördernde Therapie

Wenn ein akuter Hörschaden diagnostiziert wird, aber auch bei unbestimmter Diagnose, wird der HNO-Arzt bei einem „frischen" Tinnitus von Durchblutungsstörungen im Innenohr ausgehen. Man nimmt an, daß die Haarzellen durch eine mangelnde Blutversorgung zwar in ihrer Funktion gestört sind, daß sie sich aber wieder erholen können, wenn die Durchblutungsstörung nur kurze Zeit andauert. Deshalb wird man umgehend eine entsprechende Therapie verordnen. Häufig wird sie stationär durchgeführt: Der Patient erhält in einer Klinik zehn Tage lang Infusionen mit durchblutungsfördernden Medikamenten.

Der Vorteil dieser stationären Therapie ist, daß hierbei der Krankheitsverlauf am besten überwacht werden kann. Und außerdem bewirkt sie, daß der Kranke einmal aus seinem Alltagsstreß herauskommt und Ruhe hat. Auch das kann die Heilung fördern. Ist ein Aufenthalt im Krankenhaus nicht möglich, können die Infusionen auch ambulant in der Arztpraxis durchgeführt werden.

Hyperbare Sauerstofftherapie (HBO)

In der Akutphase des Tinnitus wird auch diese Therapie inzwischen allgemein empfohlen. Vor allem dann, wenn dem Tinnitus eine Innenohrschädigung zugrundeliegt. Dies ist mit Sicherheit nach einem Knalltrauma oder auch nach einem Hörsturz der Fall. Die Therapie wird in speziellen Sauerstoffzentren durchgeführt: An zehn aufeinanderfolgenden Tagen atmen die Patienten in einer Überdruckkammer eine Stunde lang reinen Sauerstoff ein. Dadurch erhöht sich die Sauerstoff-Konzentration im Blut und verbessert so den Stoffwechsel in schlecht durchbluteten Bezirken. Funktionsstörungen der Gehörzellen lassen sich auf diese Weise oft zurückbilden.

Konkret werden die Patienten während der Behandlung einem Druck von bis zu 2,5 bar ausgesetzt. Das entspricht einem Überdruck von 1,5 bar (über dem normalen Atmosphärendruck). Dieser Überdruck wird sehr behutsam nach und nach auf- und später wieder abgebaut. Trotzdem bedeuten die Druckschwankungen eine gewisse Belastung für den Organismus und haben in der Vergangenheit schon zu gefährlichen Nebenwirkungen geführt. Vor allem bei Patienten mit Kreislauf- und Lungenerkrankungen können sich Probleme ergeben. Doch der durchführende Arzt wird alle Risiken vorher sorgfältig abwägen. Während der Therapie steht jeder Patient unter Aufsicht und in Kontakt mit dem medizinischen Fachpersonal. Und im Notfall kann der Behandlungsvorgang jederzeit unterbrochen werden. In jüngster Zeit wird empfohlen, die hyperbare Sauerstofftherapie mit der Infusionstherapie zu kombinieren.

Orthopädie

Auch die Halswirbelsäule spielt in der Tinnitusbehandlung eine große Rolle. Zwar ist noch nicht eindeutig wissenschaftlich geklärt, welche Verbindungen zwischen Halswirbeln und Hörorgan bestehen, aber man ist sich sicher, daß eine gegenseitige Verbindung besteht. Denn in verschiedenen Fällen konnten Manipulationen an der Halswirbelsäule Tinnitus auslösen. Oder umgekehrt den Tinnitus beseitigen. Entsprechende orthopädische Untersuchungen sind vor allem dann angezeigt, wenn

– der Tinnitus einseitig ist;
– keine Schwerhörigkeit vorliegt;
– der Tinnitus durch Kopfbewegungen zu beeinflussen ist.

In all diesen Fällen lohnt es sich, einen erfahrenen Orthopäden aufzusuchen.

Verantwortlich für den Tinnitus sind nach Erfahrungen der Fachärzte meist Blockierungen (= Funktionsstörungen) der Halswirbelgelenke. Sie entstehen durch Unfälle, Schleudertraumen, heftige Kopfbewegungen, ungünstige Lage im Bett, falsche Körperhaltung, möglicherweise auch durch Infekte. Diese Störungen sind in der Regel nicht anhand einer Röntgenaufnahme zu diagnostizieren. Sie müssen vielmehr vom erfahrenen Arzt ertastet werden.

Stellt er tatsächlich eine Wirbelblockierung fest, kann er sie möglicherweise durch einen gezielten Handgriff beseitigen. Und in einigen Fällen verschwindet auch das damit verbundene Ohrgeräusch sofort, oder es wird zumindest deutlich leiser.

Dieses Verfahren erfordert aber eine ganz spezielle Technik. Es sollte deshalb nur von einem Arzt durchgeführt werden, der eine Spezialausbildung in manueller Therapie

(Chirotherapie) aufweist. Entsprechende Addressen können Sie von der

Gesellschaft für manuelle Medizin
Ärzteseminar Hamm (FAC) e.V.
Ostenallee 80
59071 Hamm

anfordern.

Unsachgemäße Behandlungen an der Wirbelsäule sind dagegen gefährlich. Sie können den Tinnitus verstärken, was leider häufig vorkommt. Wenn das „Einrenken" des Gelenkes nicht spontan erfolgreich ist, gibt es auch noch andere orthopädische Behandlungsmöglichkeiten, um die Beschwerden und den Tinnitus zu lindern: Ruhigstellung durch eine Halskrause, Eisanwendungen, Krankengymnastik, vorsichtige Massagen sowie Medikamente zur Muskelentspannung und Schmerzlinderung.

Zahnarzt und Kieferorthopädie
Auch kranke, entzündete oder kariöse Zähne und vor allem versteckte Zahnherde können unter Umständen Tinnitus auslösen. Deshalb sollte in jedem Fall eine gründliche zahnärztliche Untersuchung und wenn nötig eine entsprechende Behandlung erfolgen.

Eine besonders entscheidende Rolle spielt aber wohl das Kiefergelenk, es steht mit dem Gehör in enger Verbindung. Viele Tinnitusbetroffene können ihre Ohrgeräusche durch Kaubewegungen oder durch gezieltes Verschieben des Unterkiefers beeinflussen. Und man hat tatsächlich festgestellt, daß gerade Kiefergelenksveränderungen oder Verspannungen der Kaumuskulatur neben vielen anderen Beschwerden auch Tinnitus auslösen können. Ein auf diesem Gebiet speziell ausgebildeter und erfahrener Zahnarzt wird deshalb versuchen, mögliche Ursachen für diese Störungen zu erkennen und zu beheben.

Häufig ist die Bißstellung der Zähne durch ausgebrochene Zahnteile, Zahnlücken, schlecht angepaßte Füllungen oder Kronen verändert, und das führt zwangsläufig zur einseitigen Belastung des Kiefergelenks. Um diese Gebißfehlstellung zu korrigieren, können Kauflächen abgeschliffen oder neu aufgebaut werden, und wenn nötig müssen (neue) exakt sitzende Prothesen angefertigt werden. Auch spezielle Schienen können die Kieferregulierung fördern.

In vielen Fällen sind aber auch sogenannte Parafunktionen für die Kiefergelenksprobleme verantwortlich: Patienten bruxieren, das heiß sie knirschen oder pressen mit den Zähnen, beißen auf Zunge, Lippen oder Wangeninnenseiten und spannen dabei ihre Kaumuskulatur übermäßig an. Diese schädlichen Angewohnheiten erfolgen unbewußt und sind meist psychisch bedingt. Sie können vom Zahnarzt nicht ohne weiteres beseitigt werden. Wichtig ist aber, daß sie dem Betroffenen bewußt gemacht werden. Nur dann kann er sie durch konsequente Selbstbeobachtung und Selbsterziehung allmählich aufgeben. Sehr hilfreich dabei erweisen sich auch Entspannungsübungen der Kiefer- und Kaumuskulatur, die nach ärztlicher Anleitung konsequent durchgeführt werden sollten. Oft sind daneben auch allgemeine psychische Entspannungsübungen oder Hilfen zur besseren Streßbewältigung notwendig. All diese Maßnahmen zur Kieferregulierung können, wie die Erfahrung gezeigt hat, in manchen Fällen Ohrgeräusche lindern oder beseitigen. Sie sollten am besten von einem dafür besonders ausgebildeten „Fachmann", einem sogenannten Gnathologen, durchgeführt werden:

Entsprechende Addressen erfahren Sie bei der Internationalen Gesellschaft für ganzheitliche Zahnmedizin e.V., Seckenheimer Hauptstraße 111
68239 Mannheim
Tel 0621/47 64 00.

oder bei der Kassenzahnärztlichen Vereinigung.

Neurologie

Eine neurologische Untersuchung soll abklären, ob nicht irgendwelche Störungen im Bereich des Hörnervs und der Hörbahn oder krankhafte Prozesse im Gehirn vorliegen. Dazu wird der Neurologe verschiedene Untersuchungen durchführen. In einigen Fällen ist ein sogenanntes Akustikusneurinom für die Ohrgeräusche verantwortlich. Ein Akustikusneurinom ist ein gutartiger Tumor im inneren Gehörgang oder im Kleinhirnbrückenwinkel, der zunehmende Hörstörungen, Ohrgeräusch und gelegentlich auch Gleichgewichtsstörungen verursacht. Zur sicheren Diagnose oder zum Ausschluß dieser Erkrankung wird in der Regel eine Kernspintomographie durchgeführt. Wird dabei tatsächlich ein Akustikusneurinom festgestellt, muß es operiert werden.

Internistische Untersuchung

Ohrgeräusche können auch auf innere Krankheiten wie Bluthochdruck, Herz- und Kreislaufstörungen, Arterienerkrankungen, Fettstoffwechselstörungen, Nierenfunktionsstörungen, Diabetes sowie Fehlfunktionen der Schilddrüse hinweisen. Auch die Fließeigenschaften des Blutes spielen eine entscheidende Rolle. Zur Abklärung dienen hier vor allem Blutanalysen aber auch andere internistische Untersuchungsmethoden.

Allergietest

Es ist zwar noch nicht erwiesen aber anzunehmen, daß auch allergische Reaktionen, vor allem versteckte Nahrungsmittelallergien, zu Ohrgeräuschen führen können. Lassen Sie also beim Hautarzt entsprechende Allergiesuchtests durchführen. Bei versteckten Allergien ist es allerdings oft schwierig, den jeweiligen Auslösern auf die Spur zu kommen. Deshalb ist es auch wichtig, daß Sie sich selbst beobachten. Vielleicht finden Sie dabei Anhaltspunkte, worauf Sie allergisch reagieren und können dem Arzt wertvolle Hinweise liefern.

Medikamentöse Tinnitustherapie

Auch wenn all diese Untersuchungen keine konkreten Ursachen für die Ohrgeräusche ergeben, können verschiedene Medikamente versuchsweise zur Tinnitusbehandlung eingesetzt werden. Insbesondere sind dies folgende:

Gingko-Präparate

Sie werden aus den Blättern des Gingko-Baumes hergestellt. Bestimmte Wirkstoffe dieser Pflanze, so hat man festgestellt, können die Fließeigenschaften des Blutes und somit die Durchblutung auch kleinster Blutgefäße verbessern. Aus diesem Grund werden pharmazeutisch aufbereitete Gingkopräparate neben anderen Krankheitsbildern auch sehr häufig gegen Tinnitus eingesetzt. Ihr Vorteil ist, daß sie keine oder nur geringe Nebenwirkungen haben. Sie können deshalb relativ unbedenklich versuchsweise eingenommen werden.

Vasodilatantien

Darunter versteht man gefäßerweiternde Medikamente. Auch sie werden häufig bei Ohrgeräuschen verordnet. Allerdings sind sie aufgrund ihrer Nebenwirkungen nicht unumstritten.

Calciumantagonisten

Die Medikamentengruppe der sogenannten Calciumantagonisten (calciumhemmende Mittel), die vor allem bei Bluthochdruck oder bestimmten Arterienerkrankungen zum Einsatz kommt, wird häufig auch bei Tinnitus verordnet. Derartige Medikamente sollen verhindern, daß zuviel Calcium in den Bereich der Sinneszellen im Innenohr gelangt. Denn man weiß, daß die Funktion dieser Zellen durch Calcium beeinflußt wird.

Lidocain (Xylocain)

Lidocain gilt derzeit als einziges Medikament, das den Tinnitus, (auch den chronischen Tinnitus) in vielen Fällen vorübergehend spontan beseitigen kann. Normalerweise kommt diese Substanz vor allem in der Zahnarztpraxis zum Einsatz: als Betäubungsspritze vor schmerzhaften Zahnbehandlungen. Es unterbricht die Nervenreizleitung und führt deshalb zur lokalen Schmerzfreiheit. In der Tinnitustherapie spielt Lidocain deshalb eine Rolle, weil man vermutet, daß Ohrgeräusche möglicherweise auch durch krankhafte Nervenfehlerregungen im Bereich der Hörbahn entstehen können. In diesen Fällen kann Lidocain die gestörte Nerventätigkeit unterbrechen und das Ohrgeräusch demnach beseitigen. Allerdings nur so lange, wie der Wirkstoff im Blut vorhanden ist.

Ob dieses Mittel erfolgreich eingesetzt werden kann, entscheidet der sogenannte Lidocaintest:

Dazu bekommt der Patient (meist in der Klinik) Lidocain als Infusion verabreicht. Wird sein Ohrgeräusch daraufhin schwächer oder verschwindet es ganz, ist das ein Beweis für die Wirksamkeit dieser Therapie. Zur Dauerbehandlung können dann lidocainhaltige oder ähnlich wirkende Medikamente (Antiarrythmica, Antiepileptica) in Tablettenform eingenommen werden. Leider kommt es dabei aber mitunter auch zu gravierenden Nebenwirkungen. Nutzen und Risiko sollten deshalb sorgfältig gegeneinander abgewogen werden.

Glutamat

Bei dieser medikamentösen Infusionstherapie geht man davon aus, daß die Überträgerstelle zwischen Haarzellen und Nervenfasern gestört ist. Als Überträgerstoff vermutet man Glutamat. Wenn dieser Stoff nun über Infusionen zugeführt wird, so die Theorie, kann sich die gestörte Reizübertragung wieder normalisieren. Tatsächlich hat sich diese Behandlung in einigen Fällen als erfolgreich erwiesen, umfassende Ergebnisse liegen aber noch nicht vor. Die Glutamattherapie wird bislang nur in einzelnen Spezialkliniken durchgeführt.

Sonstige Medikamentenversuche

Immer wieder wurden und werden weitere Medikamente für die Tinnitusbehandlung ausprobiert. So zum Beispiel Antihistaminika, also antiallergisch wirkende Arzneimittel. Mit diesen Präparaten wurde schon über gewisse Erfolge berichtet. Doch Vorsicht: Sie sollten nicht unkontrolliert und ohne Absprache mit dem Arzt eingenommen werden. Zusammen mit bestimmten anderen Arzneimitteln können sie zu lebensgefährlichen Nebenwirkungen führen.

Verschiedene Naturheilverfahren

Immer mehr Patienten interessieren sich inzwischen für die sanftere Art der Medizin, die Naturheilverfahren. Sie werden auch als ganzheitliche Behandlungsverfahren bezeichnet. Denn sie gehen von der Erkenntnis aus, daß eine Krankheit nicht nur die Störung eines einzelnen Organs bedeutet, sondern daß die Harmonie des gesamten Körpers in irgendeiner Weise gestört ist und daß deshalb auch der Körper als Ganzes behandelt werden muß.

Für Tinnituspatienten können derartige Behandlungen eine echte Hilfe oder zumindest Linderung bewirken. Es gibt eine Reihe von Ärzten, die zusätzliche Spezialausbildungen in Naturheilverfahren absolviert haben. Adressen sind zu erfahren beim

Deutschen Naturheilbund
Kreuzbergstr. 45
74564 Crailsheim
Tel 07951/5504

Im einzelnen sind folgende Naturheilverfahren in der Tinnitustherapie von Bedeutung

Neuraltherapie

Die Neuraltherapie wurde von den Brüdern Huneke in den zwanziger Jahren entwickelt. Diese beiden Ärzte fanden heraus, daß man durch Procain- oder Lidocaininjektionen in bestimmte Reflexpunkte des Körpers viele Beschwerden und Krankheiten heilen kann. Oft tritt die Heilung sofort ein, man spricht dann vom Sekundenphänomen. In anderen Fällen kann es Tage oder Wochen dauern, bis eine Wirkung spürbar wird. Für die Injektionen sind unterschiedliche Techniken möglich: Bei der Quaddelmethode wird der Wirkstoff an bestimmten Stellen nur in kleinen Mengen unter die Haut gespritzt. In anderen Fällen muß gezielt in tiefere Muskeln, Gelenke oder Nervenstränge injiziert werden.

Stellatumblockade

Darunter versteht man eine Procain-Injektion an das ganglium stellatum, ein bestimmtes am Hals liegendes Nervenganglion. Mit dieser Nervenstrangblockade sollen die Störungen im Innenohr positiv beeinflußt werden. Früher wurden Stellatumblockaden recht häufig und auch recht erfolgreich gegen Tinnitus angewandt. Inzwischen ist diese Methode aber ziemlich in den Hintergrund gerückt. Möglicherweise deshalb, weil sie auch ein gewisses Risiko bedeutet.

Akupunktur

Einen zunehmenden Stellenwert in der Tinnitusbehandlung nimmt mittlerweile die Akupunktur ein. Diese alte fernöstliche Heilmethode basiert auf der Theorie, daß Krankheit dann entsteht, wenn die Energie im Körper nicht ungehindert fließen kann. Das Fließen der Lebensenergie (Chi genannt) erfolgt auf bestimmten Energieleitbahnen, den sogenannten Meridianen, die sich über den ganzen Körper ziehen. Jeder dieser Meridiane ist bestimmten körperlichen Organen zugeordnet. Entlang der Meridiane befinden sich die Akupunkturpunkte. Bei Gesundheitsstörungen werden nun ganz bestimmte Punkte mit Nadeln stimuliert. Dadurch entstehen Heilimpulse, die den Energiefluß wieder in Gang bringen, den Körper also zur Heilung anregen. Je nach ihrer Lage auf den Meridianen haben die Akupunkturpunkte dabei unterschiedliche Funktionen. Es gibt tonisierende Punkte, die den Energiefluß anregen, und sedierende Punkte, die einen Energieüberfluß ableiten sollen. Andere Punkte geben Hinweise auf Störstellen im Energiesystem, sie haben also vor allem diagnostische Funktion. Mit unserem westlichen Medizinverständnis ist die Wirkungsweise der Akupunktur nur sehr schwer zu begreifen. Doch die Praxis hat bewiesen, daß sie äußerst wirksam sein kann. Zum Beispiel läßt sich damit völlige Schmerzfreiheit bei operativen Eingriffen erzielen. Außerdem sind die Akupunkturpunkte elektronisch nachweisbar, die Elektrizität auf der Haut ist dort anders als am übrigen Körper. So können auch speziell dafür entwickelte elektronische Geräte zum Auffinden der Punkte verwendet werden. Neben der Ganzkörperakupunktur gibt es auch die Ohrakupunktur (Aurikulomedizin). In der Tinnitusbehandlung kann die Akupunktur (besonders die Aurikuloakupunktur) sehr gut zur Ursachenfindung eingesetzt werden. Als auslösende Störfaktoren kommen zum Beispiel Narben, Entzündungsherde, Wirbelsäulenblockaden, aber auch Allergien und Schadstoffvergiftungen (häufig durch Amalgam) in Betracht. Wenn diese Störfelder nun beseitigt oder entstört werden können, bewirkt das oft eine deutliche Besserung der Ohrgeräusche. Um einen Erfolg zu erzielen, sind meist mehrere (bis zu dreißig) regelmäßig aufeinanderfolgende Akupunkturbehandlungen nötig. Durchgeführt wird die Akupunktur von speziell dafür ausgebildeten Ärzten und Heilpraktikern.

Adressen erfahren Sie von der
Deutschen Akademie für Akupunktur
Feinhalsstr 8
81247 München
(Tel 089/8145252).

Bekannteste Vertreterin dieser Art der Tinnitusbehandlung ist bei uns wohl Frau Dr. Altrock aus Bonn, die dazu auch schon mehrere Bücher veröffentlicht hat.

32

Eine der Akupunktur verwandte Methode ist die Akupressur. Hierbei werden die Akupunkte nicht durch Nadelstiche, sondern durch Fingerdruck stimuliert. Die Akupressur kann nach entsprechender Anleitung sehr gut vom Patienten selbst durchgeführt werden.

Bioresonanztherapie

Diese Therapie geht davon aus, daß alle Prozesse im Körper durch elektromagnetische Schwingungen gesteuert sind. Auch Schadstoffe wie Bakterien, Viren oder Umweltgifte strahlen Schwingungen ab. Diese Störschwingungen beeinflussen das körpereigene Schwingungsspektrum und führen auf diese Weise zu krankhaften Reaktionen im Organismus.

Der Arzt Dr. Morell entwickelte im Jahr 1977 erstmals die Idee, Störschwingungen zu löschen oder abzuschwächen und damit eine Heilung der jeweiligen Krankheiten zu ermöglichen. Aus dieser Idee heraus wurde schließlich die sogenannte Bioresonanztherapie entwickelt. Dabei werden mit dem Bicom-Gerät die Schwingungen des Körpers mit speziellen Elektroden aufgenommen (ähnlich wie beim EKG). Meist hält der Patient diese Elektroden in der Hand, sie können aber auch an anderen Körperstellen angelegt werden. Das Bicom-Gerät kann nun die krankmachenden Schwingungen herausfiltern und elektronisch umkehren. Die so erzeugten Gegenschwingungen werden in den Körper zurückgeleitet und können dort die Störschwingungen neutralisieren. Auf diese Weise können Allergien behoben oder Schadstoffe im Körper freigesetzt werden, die dann nur noch ausgeschieden werden müssen. Meist geschieht das über die Nieren, deshalb ist es notwendig, daß man nach der Bicom-Behandlung viel trinkt.

Die Bioresonanztherapie wird in der Tinnitusbehandlung oft unterstützend zur Akupunktur eingesetzt. Sie ist völlig risikolos und frei von Nebenwirkungen.

Die Homöopathie

Die Homöopathie arbeitet nach dem Prinzip, daß man Gleiches mit Gleichem heilen sollte. Anders als bei der herkömmlichen Medizin werden hier also keine Gegenmittel für spezifische Beschwerden eingesetzt, sondern genau der Stoff, der das Krankheitsbild auslöst – aber in extrem verdünnter Form. Dieses Verdünnen nach genau festgelegten Vorschriften wird auch Potenzieren genannt. Das bedeutet, daß durch die Verdünnung die Wirksamkeit des Ausgangsstoffes nicht abgeschwächt, sondern gesteigert (potenziert) wird.

Homöopathische Arzneimittel werden ausschließlich aus natürlichen (biologischen oder mineralischen) Substanzen hergestellt. Sie regen auf milde Weise die natürlichen Selbstheilungskräfte des Körpers an.

Die Homöopathie erfordert viel Erfahrung und auch viel Intuition vom durchführenden Arzt. Bei der Auswahl des richtigen Mittels wird hier nicht nur ein Krankheitssymptom zugrundegelegt, sondern die gesamte körperliche und seelische Situation des Kranken. Allerdings gibt es auch Erfahrungswerte, auf die der Arzt dabei zurückgreifen kann. Auch für den Tinnitus liegen Empfehlungen vor, welche Homöopathika bei welchen speziellen Tinnitusarten eingesetzt werden können. Eine besonders umfangreiche Datei hierzu hat ebenfalls Frau Dr. Altrock in einem ihrer Bücher („Tinnitus – ganzheitlich behandelt mit Akupunktur und Homöopathie", erschienen im Haug-Verlag) zusammengestellt.

Allerdings darf man sich von der Homöopathie keine sofortige Heilung erwarten. Am Anfang kann sogar eine Erstverschlimmerung eintreten, die aber deutlich macht, daß das Mittel anspricht. Erst allmählich kann bei konsequenter Einnahme eine Besserung von Krankheitssymptomen erreicht werden.

Technische Hilfen

Läßt der Tinnitus sich mit medizinischen Mitteln nicht beseitigen, gibt es auch technische Möglichkeiten, um ihn zumindest zu lindern: die sogenannten Tinnitusmasker oder Geräuschgeneratoren, wie die neuere Bezeichnung lautet. Diese kleinen Geräte werden im oder hinter dem Ohr getragen. Sie geben permanent ein Geräusch von sich, das der Betroffene hinsichtlich Frequenzbreite und Lautstärke selbst regeln kann. Früher wurde dabei oft versucht, den Tinnitus mit einem in Frequenz und Lautstärke ähnlichem Ton so zu verdecken, daß das eigene Ohrgeräusch daneben nicht mehr oder nur noch schwach zu hören war. Damit konnte und kann dann in günstigen Fällen das Phänomen der Nachverdeckung erreicht werden. Das heißt, nach Abschalten des künstlich erzeugten Tones bleibt auch das eigene Ohrgeräusch noch eine Zeitlang unterdrückt. Im Idealfall läßt sich der Tinnitus auf diese Weise immer länger nachverdecken, bis er schließlich ganz wegbleibt.

Doch diese Art der Tinnitusverdeckung gelingt nur in wenigen Fällen. Meist erweist es sich als günstiger und erfolgversprechender, wenn der Tinnitus nur mit einem sehr leisen Nebengeräusch beeinflußt wird. Nach neuesten Erkenntnissen wirkt sich dabei ein weißes Rauschen, also eine Mischung aller Frequenzen, am vorteilhaftesten aus.

Viele Tinnitusbetroffene können sich allerdings nicht vorstellen, was ein zweites Geräusch bewirken soll. Sie befürchten, daß die Belästigung dadurch nur noch größer wird und lehnen den Einsatz von Maskern oder Generatoren von vorneherein ab.

Doch: ein Maskergeräusch ist mehr als ein zusätzlich störendes Zweitgeräusch. In der Regel wird es von Anfang an nicht als störend empfunden, weil es angenehmer, leiser und weniger aufdringlich als der Tinnitus ist.

Und weniger aufdringlich ist es vor allem deshalb, weil es nicht mit negativen Gefühlen besetzt ist. Es ist ein Geräusch genau definierter Herkunft, das man versteht, das man unter Kontrolle hat und an das man sich deshalb mühelos gewöhnen kann. Und hier setzt das eigentliche Ziel der Maskeranwendung ein: Über die Gewöhnung an das wenig störende Maskergeräusch soll die Hörwahrnehmung allmählich dazu „erzogen" werden, daß es auch dem Tinnitusgeräusch weniger negative Bedeutung beimißt. Das bedeutet, daß man sich weniger auf den Tinnitus fixiert und ihn demzufolge auch weniger stark wahrnimmt.

Auch bei Hyperakusis, also bei der häufig mit dem Tinnitus verbundenen Lärmüberempfindlichkeit, kann ein Tongenerator helfen: Durch das permanente Maskergeräusch erhöht sich die Toleranzschwelle des Gehörs. Umweltgeräusche können auf diese Weise wieder zunehmend besser ertragen werden.

Für Hörgeschädigte sind außerdem apparative Hörhilfen sinnvoll und oft auch notwendig. Mit ihnen läßt sich das Hörvermögen und damit die Kommunikationsfähigkeit der Betroffenen deutlich verbessern. Entsprechende Hörgeräte stehen einzeln oder in Kombination mit einem Tinnitusmasker als sogenannte Tinnitusinstrumente zur Verfügung. All diese Apparate sollten sorgfältig von einem erfahrenen

Hörgeräteakustiker angepaßt werden. Vom Benutzer erfordern sie vor allem Geduld und eine gewisse Ausdauer. Denn nicht immer stellt sich sofort ein positiver Effekt ein. Aus diesem Grund sollen Tinnitusgeräte auch zunächst eine gewisse Zeit lang ausprobiert werden, bevor sie endgültig verschrieben werden können.

Wie erfolgreich sind diese Therapien und Hilfsmittel?

In den wenigsten Fällen sind die Tinnitusauslöser klar erkennbar. Ärzte müssen hier vielmehr nur von Vermutungen ausgehen, und deshalb sind die meisten Therapien auch nur als Behandlungsversuche zu werten. In einigen Fällen erweisen sie sich als erfolgreich, oft haben sie keinen Einfluß auf den Tinnitus, und im ungünstigsten Fall bewirken sie sogar eine Verschlimmerung. Die Erfahrung hat aber gezeigt, daß die durchblutungsfördernde Therapie beim frischen Tinnitus, wenn sie rechtzeitig durchgeführt wird, sehr oft helfen kann. Nicht in allen Fällen, aber immerhin werden hier Erfolgsquoten von etwa 70 Prozent genannt. Auch die hyperbare Sauerstofftherapie erweist sich in der Akutphase als sehr erfolgversprechend. Je länger der Tinnitus schon besteht, desto geringer werden allerdings die Heilungschancen dieser beiden Therapien. Außerdem kann damit in der Regel auch nur ein innenohrbedingter Tinnitus positiv beeinflußt werden. Liegt die Schädigung dagegen an einer anderen Stelle der Hörwahrnehmung, können sich dieselben Therapien auch negativ auswirken.

Schäden an Halswirbelsäule und Kiefergelenk stehen zwar oft recht offensichtlich mit dem Tinnitus im Zusammenhang und können als auslösende beziehungsweise verstärkende Faktoren vermutet werden. Doch meist sind diese Schäden schon chronischer Natur und deshalb nur bedingt zu beseitigen. Außerdem sind viele Störungen, die als Tinnitusursachen in Betracht kommen, psychosomatisch, das heißt sie haben auch seelische Gründe. Mit rein körperlichen Behandlungsmethoden ist gegen sie nur sehr wenig auszurichten. (Was man gegen derartige psychosomatische Störungen tun kann, wird später noch ausführlich erläutert.) Ganzheitliche Behandlungsmethoden und Naturheilverfahren können, wenn sie mit genügend Ausdauer durchgeführt werden, manchmal beachtliche Erfolge erzielen. Mit ihnen können auch chronische Ohrgeräusche gebessert oder sogar geheilt werden. Grundsätzlich aber gilt: Keine der derzeit bekannten Tinnitustherapien ist in allen Fällen erfolgreich. Und auch wer sämtliche Therapien nacheinander durchläuft, muß nicht zwangsläufig geheilt werden. Bis jetzt sieht die Bilanz immer noch so aus, daß die Mehrzahl der Tinnituserkrankungen sich als therapieresistent erweist, daß sie also mit den Möglichkeiten der Medizin nicht geheilt werden können. Ähnliches gilt für die Tinnitusmasker: Auch mit ihnen läßt sich nicht jeder Tinnitus gleichermaßen gut lindern. Schätzungen besagen, daß sie etwa bei zwei Drittel aller Tinnituspatienten erfolgreich eingesetzt werden können.

Wenn der Arzt
nicht helfen kann

Wie empfinden Betroffene ihren Tinnitus?

Sehr viele Tinnitus-Betroffenen müssen irgendwann erkennen, daß der Arzt ihnen nicht helfen kann. Zumindest nicht so, wie sie sich das vorgestellt haben. Ihre Ohrgeräusche lassen sich nicht auf die Schnelle wegtherapieren, sondern sie bleiben. Vielleicht für immer. Damit beginnt für viele eine schlimme Leidensphase.

„Ich wollte es nicht wahrhaben, ich wollte es einfach nicht wahrhaben. Da hatte ich eine Krankheit, die mich schier verrückt machte, und niemand sollte etwas dagegen tun können? Das konnte einfach nicht wahr sein. Ich rannte von Arzt zu Arzt und von Klinik zu Klinik. Tausende von Kilometern bin ich dafür gefahren und habe meine ganze Freizeit in Warte- und Behandlungszimmern verbracht. Jeder hat mir geraten, ich sollte mich lieber entspannen und versuchen, mich an meine Ohrgeräusche zu gewöhnen. Aber ich konnte mich nicht daran gewöhnen, und ich wollte es auch gar nicht. Ich wollte sie nur loswerden, und das mit aller Macht … Doch nach jeder erfolglosen Therapie wurde die Hoffnung ein Stück kleiner und die Verzweiflung dafür ein Stück größer. Manchmal hätte ich zerplatzen können vor Wut und Hilflosigkeit …"

„Als ich erfahren habe, daß mein Ohrgeräusch wohl nie mehr weggehen würde, habe ich gedacht: Das halte ich nicht aus!"

„Ich bin wütend. Wütend, weil gerade ich diese dumme Krankheit bekommen mußte. Wütend, weil die Ärzte gerade mir nicht helfen konnten. Und wütend auf mich selbst, weil ich mich von dem Scheiß-Tinnitus so unterkriegen lasse."

„Am schlimmsten ist es nachts. Da kann ich oft stundenlang nicht einschlafen, weil die Ohrgeräusche immer unerträglicher werden."

„Irgendwie ist es so, als ob man in ein tiefes schwarzes Loch fällt. Ich kann mich für nichts mehr begeistern und mich über nichts mehr freuen, ich könnte nur noch heulen, seit ich diese Ohrgeräusche ertragen muß."

„Am liebsten möchte ich mit diesen Geräuschen gar nicht mehr weiterleben!"

„Manchmal träume ich davon, wie schön es doch sein müßte, tot zu sein. Dann hätte ich endlich meine Ruhe."

All diese Aussagen zeigen, wie sehr Tinnitus-Betroffene unter ihrer Krankheit leiden. Typisch ist dabei auch die geschilderte Palette unterschiedlicher Gefühlsregungen, die nacheinander durchlaufen wird: Am Anfang ist man noch voll verzweifelter Energie, man unternimmt alles nur mögliche gegen den Tinnitus. Später weicht dieser Tatendrang dann oft einer lähmenden Hilflosigkeit. Man fühlt sich der Krankheit auf schreckliche Weise ausgeliefert. Dabei ist für die meisten Betroffenen das „Unaufhörliche", also der Gedanke, daß man nie mehr Stille haben wird, so schwer zu ertragen. Dasselbe geht auch aus verschiedenen Umfragen hervor, die zum Thema Tinnitus durchgeführt wurden. Sehr viele der Befragten geben darin an, daß sie ihre Geräusche als schlimme Belastung empfinden. Für einige von ihnen werden sie vor allem nachts zum Problem. Andere dagegen fühlen sich rund um die Uhr davon genervt. Sie bezeichnen ihre Ohrgeräusche demnach auch als extrem belästigend, unerträglich, schrill oder quälend. Manche Betroffenen sagen sogar, daß sie wegen ihrer Ohrgeräusche „kein normales Leben mehr führen können". Sie können sich zu nichts mehr aufraffen, verfallen in Depressionen und denken manchmal sogar an Selbstmord.

Und es sind keineswegs nur die übersensiblen, psychisch labilen Persönlichkeiten, die so empfinden. Auch wer vorher „durch nichts zu erschüttern war", reagiert jetzt auf die Ohrgeräusche hilflos und verzweifelt.

„Früher konnte mich so leicht nichts aus der Ruhe bringen. Da war ich immer optimistisch und habe jedes Problem irgendwie auf die Reihe gekriegt. Aber diese Ohrgeräusche, die machen mich völlig fertig. Irgendwie bin ich überhaupt nicht mehr ich selbst."

Tatsächlich scheint Tinnitus die Persönlichkeit zu verändern, so die Erfahrung vieler Betroffener. Ihre ständigen Ohrgeräusche wirken als ungeheure Nervenbelastung, als regelrechter Nerventerror. Und diesem Nerventerror können sie durch nichts, aber auch durch gar nichts entfliehen. Keine einzige Sekunde lang. Sie sind ihm ausgeliefert, und sie wissen, daß dies wahrscheinlich für alle Zeiten so bleiben wird. Das muß die Betroffenen zwangsläufig zermürben. Sie verändern sich in ihrem Denken und Fühlen und Handeln, ja in ihrer ganzen Wesensart: Mehr und mehr verlieren sie an Selbstbewußtsein und an Lebensfreude. Ihre seelische und auch ihre körperliche Belastbarkeit werden zunehmend angegriffen. Ihr ganzes Leben wird plötzlich vom Tinnitus beherrscht. Beherrscht und erschwert. Und in dieser Verfassung sollen sie nun weiterleben? Für viele ist dies ein erschreckender, ein beinahe unvorstellbarer Gedanke. Er führt dazu, daß sie zwangsläufig von schlimmen Zukunftsängsten befallen werden: Wie soll das jetzt weitergehen? Wie sollen sie es schaffen, ihren Alltag zu bewältigen? Wie irgendwelche Probleme meistern? Mit dem Tinnitus im Ohr erscheint das alles viel unüberwindlicher als vorher.

Wie wirkt sich Tinnitus
auf das Alltagsleben aus?

Tinnitus und Berufstätigkeit

„Ich bin Lehrerin und habe meine Arbeit immer geliebt. Ich habe auch neben dem Unterricht noch viel mit den Schülern unternommen, zuletzt eine aufwendige Vorführung für ein Schulfest einstudiert. Es hat riesigen Spaß gemacht und war ein ganz toller Erfolg. Aber seit ich Tinnitus habe, sind mir oft schon die normalen Unterrichtsstunden zuviel. Etwas Zusätzliches schaffe ich einfach nicht mehr!"

Viele Tinnitusbetroffene machen ähnliche Erfahrungen: Durch ihre Ohrgeräusche fällt ihnen die Arbeit erheblich schwerer als vorher. Tinnitus ist nun mal eine chronische Gesundheitsstörung, die die berufliche Leistungsfähigkeit beeinträchtigen, manchmal sogar völlig zerstören kann. Denn Tinnitus beeinträchtigt oder zerstört die Antriebskraft, die Arbeitsfreude und das Selbstbewußtsein. Und damit werden berufliche Anforderungen zum Problem. Es fehlt einfach der nötige Schwung, um eine Aufgabe engagiert anzugehen. Oder es fehlt das Vertrauen in die eigenen Fähigkeiten, um sich einer Anforderung stellen zu können. Denn Tinnituspatienten wissen, daß sie aufgrund ihrer Erkrankung viel weniger belastbar geworden sind.

„Jede Steßsituation, jede Mehrarbeit überfordert mich, und häufig wächst mir meine Arbeit total über den Kopf."

„An manchem Tagen ist mir alles zuviel. Dann schaffe ich das Pensum, das ich früher mit links erledigt habe, nur mit Müh und Not. Oder gar nicht. Und das macht mich ganz schön fertig. Denn es ist ja nicht so, daß ich nicht arbeiten will. Ich kann einfach oft nicht!"

Konkret sind es vor allem folgende Dinge, die die Arbeitsfähigkeit stören:

„Meine Ohrgeräusche sind so aufdringlich, daß ich manchmal überhaupt nicht klar denken kann. Wie soll ich mich da auf meine Arbeit konzentrieren können?"

Tatsächlich führt der Tinnitus in vielen Fällen zu Konzentrationsstörungen. Das unaufhörliche Pfeifen oder Rauschen im Ohr übertönt jede geistige Anstrengung und macht sie schließlich unmöglich. Noch schlimmer kann das bei lauten Umgebungsgeräuschen werden. Denn viele Tinnitusbetroffene leiden zusätzlich an einer gesteigerten Lärmempfindlichkeit. Für sie kann jedes Geräusch zur Qual werden. Der Maschinenlärm in der Fabrikhalle, ja selbst die Computergeräusche im Büro steigern sich bei ihnen bis ins Unerträgliche. Und gleichzeitig werden dabei auch ihre Ohrgeräusche immer stärker. Mit der Folge, daß sie sich noch weniger konzentrieren können.

Andere Tinnituspatienten leiden an Hörstörungen. Sie können gesprochene Worte nicht beziehungsweise nur sehr schwer, sehr undeutlich oder verzerrt wahrnehmen. Und in manchen Berufen bedeutet das ein echtes Handicap.

„Vor allem, wenn man viel mit anderen Menschen zu tun hat, ist das schwierig. Man muß sich plötzlich unheimlich anstrengen, um die anderen zu verstehen. Und häufig muß man auch nachfragen. Das ist ganz schön unangenehm. Plötzlich ist man im Umgang mit den Kunden viel unsicherer."

Außerdem können auch körperliche Tätigkeiten für Tinnitusbetroffene zum Problem werden. Denn es gibt Tinnitusarten, die von körperlicher Bewegung abhängig sind.

„Und wie soll man da schuften können, wenn es bei jedem Bücken im Ohr noch lauter dröhnt und pfeift?"

Wie wirkt sich Tinnitus
auf die Freizeitgestaltung aus?

„Es ist einfach so, daß man mit dem Tinnitus all das nicht mehr machen kann, was man früher gern gemacht hat!"

Tatsächlich sind bei vielen Tinnitusbetroffenen die Freizeitmöglichkeiten ziemlich stark eingeschränkt. Wer lärmempfindlich ist, wird nirgends mehr hingehen, wo es laut ist. Nicht in die Disco, nicht zu Musikkonzerten, nicht auf eine Fete, nicht in die Kneipe, nicht ins Fußballstadion, nicht auf den Jahrmarkt, nicht einmal ins Kino. Vor allem Jugendliche, denen das alles sehr viel bedeutet (oder besser gesagt: bedeutet hat), fühlen sich deshalb durch den Tinnitus oft „ganz schön beschissen vom Leben".

Sport treiben ist ebenfalls nur noch bedingt möglich, weil körperliche Anstrengungen den Tinnitus verstärken können. Und auch das Reisen macht vielen Tinnitus-Betroffenen keinen Spaß mehr: Beim Autofahren nervt jedes noch so leise Fahrgeräusch, beim Zugfahren das Rattern der Räder, und beim Fliegen könnte sich der Tinnitus verstärken.

Wie man sieht, bleiben einem Tinnitusbetroffenen nicht allzuviele Möglichkeiten zur aktiven Freizeitgestaltung. Und selbst wenn: Meist würde er es gar nicht schaffen, nach Feierabend noch groß etwas zu unternehmen. Er ist nun mal nicht mehr so fit und leistungsfähig wie vorher. Und braucht deshalb seine arbeitsfreie Zeit notgedrungen dazu, um sich auszuruhen und seine Kräfte zu regenerieren. Freizeit bedeutet für Tinnitusleidende also sehr oft: zu Hause sein und mehr oder weniger nichts tun.

„Für mich ist ein ganz normaler Arbeitstag so anstrengend, daß ich hinterher völlig fertig bin. Von wegen Freizeitaktivitäten! Ich hänge nur zu Hause herum und tue gar nichts! Manchmal kotzt mich das schon an! Aber wenn ich mich einmal aufraffe und doch irgendwo hingehe, dann habe ich nichts davon, weil ich einfach nicht gut drauf bin. Und das nervt mich dann noch mehr!"

Inwiefern werden soziale Kontakte beeinflußt?

„Tinnitus macht einsam!" Diese etwas bittere Aussage eines Tinnitusbetroffenen trifft wohl in sehr vielen Fällen zu. Auf der einen Seite sind es die bereits erwähnten akustischen Verständigungsschwierigkeiten, die den Umgang mit anderen Menschen erschweren. Man kann sich nur sehr mühsam unterhalten, weil man oft nicht versteht, was der andere sagt und deshalb ständig nachfragen muß. Vor allem bei lauten Geräuschkulissen (zum Beispiel im Stimmengewirr von größeren Menschenansammlungen) haben Tinnitusgeschädigte Probleme damit, die Geräusche akustisch „auseinanderzusortieren"!

Dazu kommt, daß viele Tinnitusbetroffene aufgrund ihrer Erkrankung nicht mehr so fit sind wie vorher, also nicht mehr so viel unternehmen können. Und das bewirkt zwangsläufig, daß sie auch weniger mit anderen Menschen zusammenkommen. Plötzlich fehlen die Gemeinsamkeiten, die gemeinsamen Aktivitäten, die die Grundlage für viele Freundschaften ausmachten.

„Früher machte man zusammen Sport oder ging aus. Jetzt, nachdem ich an diesen Dinge nicht mehr teilnehmen kann, sind ganz einfach die Kontaktpunkte weg!"

Doch was noch schwerer wiegt: Auch die emotionale Verständigung klappt plötzlich nicht mehr. Viele Tinnituspatienten machen die Erfahrung, daß sie mit ihren früheren

Bekannten nichts mehr anfangen können: Irgendwie schwimmen sie plötzlich nicht mehr auf der gleichen Wellenlänge. Warum das so ist, können sich die Betroffenen selbst nicht so genau erklären. Sie wissen nur, daß sie auf einmal keine Lust mehr haben, über irgendwelche Belanglosigkeiten zu debattieren. Oder dumme Witze zu reißen. Oft nervt auch das Gelächter und die Ausgelassenheit ringsumher, wenn man sich selbst nicht danach fühlt.

Tinnitusbetroffene beginnen deshalb häufig, sich zu isolieren, in Extremfällen gehen sie kaum noch aus dem Haus. In ihren ganzen Gedanken und Empfindungen orientieren sie sich plötzlich sehr viel mehr nach innen als nach außen. Introvertiert nennen Psychologen dieses Verhalten, das auch sie bei Tinnituspatienten verstärkt feststellen können. Es tritt sogar bei den Personen auf, die vor ihrer Erkrankung als sehr kontaktfreudig galten.

Welche Reaktionen erleben Betroffene von ihren Mitmenschen?

„Früher hatte ich einen großen Bekanntenkreis, und wir haben immer viel gemeinsam unternommen. Wir sind abends zusammen weggegangen, mal zum Tanzen, mal nur auf ein Bier, oder auch zum Schwimmen oder zum Sqash. Und auch an den Wochenenden fand sich immer jemand, mit dem man sich spontan verabreden konnte.

Dann bekam ich einen Hörsturz und mußte in die Klinik. Und anschließend war ich noch einige Zeit zu Hause krankgeschrieben, weil meine Ohrgeräusche geblieben waren. Während dieser Zeit hat mich auch beinahe jeder besucht, den ich kannte, oder zumindest angerufen. Jeder zeigte Mitgefühl und tröstete mich und wünschte mir ‚gute Besserung‘. Doch es wurde nicht besser, meine Ohrgeräusche waren da und machten mich wahnsinnig. Und jeder Arzt machte mir irgendwie klar, daß man nicht viel dagegen machen konnte. Ich war verzweifelt, aber wenn ich mich deshalb bei meinen Freunden einmal ‚ausweinen‘ wollte, war eigentlich keiner für mich da. ‚Jammer hier nicht rum, davon wird's auch nicht besser‘, war die allgemeine Reaktion. ‚Komm lieber mit, einen trinken!‘ Doch mir war nun mal nicht nach ausgehen und ‚einen draufmachen‘, ich wollte meine Ruhe. Na schön, gingen die anderen eben allein. Keiner fragte lange, keiner vermißte mich, keiner kümmerte sich weiter um mich. Wie ich mit meiner Krankheit zurechtkam, das war mein Problem. Und dabei blieb es auch. Zwar wurde ich in der folgenden Zeit von meiner Clique immer wieder einmal zum Mitkommen aufgefordert, doch mir war alles zu laut und zu viel, also mußte ich wohl oder übel zu Hause bleiben. Und damit wurden die Kontakte zu meinen Freunden immer seltener. Ich konnte bei ihren Unternehmungen nicht mehr mitmachen, also wurde ich ihnen langweilig. Auf die Idee, mich zu Hause zu besuchen, kam kaum einer mehr. Seitdem bin ich meist allein!"

„Auf einer Party hatte ich einmal darum gebeten, ob man die Musik nicht etwas leiser machen könnte. Und die Gastgeber wären auch dazu bereit gewesen. Sie kündigten an, daß auf Wunsch eines Anwesenden einer der Lautsprecher (oder auch mehrere, ich weiß es nicht mehr so genau) abgestellt würde. Und sie demonstrierten, wie der Klang danach sein würde. Für mich wäre das jetzt angenehm gewesen, doch alle anderen protestierten. Sie wollten Lärm, die Lautsprecher blieben an. Und daß ich das dann nicht ertragen konnte, störte keinen!"

„Ich hatte einen Riesenkrach mit meiner besten Freundin. Weil ich Tinnitus habe. Oder besser gesagt, weil ich darunter leide. Sie sagt, sie kann es nicht ausstehen, wie ich hier herumhänge. Sie wirft mir vor, ich bin wehleidig und zickig und unerträglich geworden. Und wenn ich nicht bald aufhöre zu ‚spinnen', dann kann ich ihr gestohlen bleiben!"

„Bei meinen Kollegen werde ich wegen meiner Ohrgeräusche oft ganz schön verspottet. Zum Beispiel fragen sie mich: Na Alter, piept's bei dir immer noch? Und dann kriegen sie sich fast nicht mehr ein vor Lachen über ihren tollen Witz!"

„Ich habe einmal zufällig mitangehört, wie meine Kolleginnen über mich hergezogen haben. Sie waren total sauer auf mich, weil ich so oft während der Arbeitszeit zum Arzt gehen muß. Wenn ich richtig krank wäre, haben sie gesagt, würden sie das ja einsehen. Aber wegen ein bißchen Ohrensausen müßte ich mich ja wohl nicht so anstellen. Auf jeden Fall würden sie sich beschweren, wenn sie noch öfter meine ganze Arbeit mitmachen müßten!"

„Die meisten meiner Kumpels wußten gar nicht, daß es so etwas überhaupt gibt: krankhafte Ohrgeräusche, die nicht mehr aufhören. Und irgendwie glauben sie mir auch nicht, daß ich das wirklich habe. Sie denken doch allen Ernstes, daß ich nur simuliere. Neulich sagte einer zu mir: ‚Ne tolle Krankheit hast du dir da ausgesucht. Ohrenklingeln, das außer dir keiner hören kann! Nicht schlecht! Kann dir keiner beweisen, daß du eigentlich nur keinen Bock auf Arbeit hast. Hab ich recht?!'"

Ob sie es nun direkt ins Gesicht gesagt bekommen oder eher nur spüren: In jedem Fall erleben Tinnitusbetroffene sehr häufig, daß die meisten Menschen ihre Krankheit nicht sehr ernst zu nehmen scheinen:

„Kaum einer versteht und akzeptiert, daß einen die Ohrgeräusche echt fertig machen können!"

Das beruht zum einen wohl darauf, daß die meisten Menschen unter Ohrgeräuschen das verstehen, was sie selbst aus Erfahrung kennen: nämlich das gelegentliche Ohrensausen, das man zwar wahrnimmt, das einen aber nicht weiter stört.

Daß Ohrgeräusche manchmal auch ganz andere Ausmaße annehmen, daß sie unaufhörlich, extrem laut und extrem nervig sein können, das kann sich kaum jemand vorstellen, der sie nicht im eigenen Ohr hört.

Deshalb erleben Betroffene nur allzuoft, daß man ihnen die Geschichte vom „schlimmen Tinnitus" nicht so recht abnimmt. Zumindest sieht niemand ein, daß man wegen des „bißchen" Ohrensausens gleich zu „spinnen" anfangen muß, wie es in dem einen Beispiel so schön heißt. Das extreme Leidensverhalten der Tinnitusbetroffenen wird von den meisten als völlig übersteigert bewertet. Und derjenige, der sich so verhält, wird eben als wehleidig, hysterisch oder neurotisch abgestempelt.

Manchmal bekommen Tinnitusbetroffene sogar zu hören, daß man ihnen ihre Ohrgeräusche schlicht und einfach nicht glaubt. Man unterstellt, daß sie sich das Ganze wohl nur einbilden. Oder sogar: daß sie nur so tun, daß sie also bewußt simulieren. Verstärkt wird ihre „Unglaubwürdigkeit" noch dadurch, daß sie organisch gesund zu sein scheinen. Von all den Ärzten, die sie aufsuchen, kann meist keiner irgendetwas Pathologisches finden. Nichts, was die Ohrgeräusche medizinisch erklären oder beweisen könnte. Das Tinnitusleiden ist nun mal nicht meßbar: nicht bei der Blutanalyse, nicht auf dem Röntgenschirm, und auch nicht mit irgendwelchen anderen medizintechnischen Geräten, die sonst jede kleinste körperliche Störung nachweisen können. Deshalb wird Tinnitus allgemein nicht als „echte" Krankheit angesehen. Und der Tinnitusleidende nicht als wirklich krank eingestuft.

Aus dieser Einstellung heraus kommt es dann immer wieder zu Situationen, wie sie die Betroffenen eingangs geschildert haben: Freunde und Bekannte zeigen kein Verständnis für ihr verändertes Verhalten, reagieren spöttisch oder verärgert und wenden sich häufig von ihnen ab. Man nimmt keine Rücksicht auf sie, weder im persönlichen noch im beruflichen Bereich.

Und vor allem dort, im beruflichen Bereich, können den Betroffenen dadurch oft empfindliche Nachteile entstehen. Nachteile, die andere „richtig" Kranke nicht in Kauf nehmen müssen. Einem Gehbehinderten wird zum Beispiel niemand kilometerlange Fußmärsche zumuten. Von ihm wird nur das gefordert, was er mit seiner Beeinträchtigung leisten kann. Wer dagegen durch Ohrgeräusche in seiner Leistungsfähigkeit beeinträchtigt ist, erfährt keine derartige Rücksichtnahme. Er wird im Berufsleben trotzdem voll gefordert. Und nicht selten dabei überfordert. Mit der Folge, daß sich seine gesundheitliche Situation noch weiter verschlimmert. Ein unaufhörlicher Teufelskreis.

Und wenn ein Tinnitusbetroffener wegen seiner Erkrankung einmal nicht arbeitsfähig ist (was anderen Kranken normalerweise kritiklos zugestanden wird), dann erlebt er von seinen Kollegen oft Neid oder sogar massive Anfeindungen. Bei ihm wird das als unberechtigtes „Blaumachen" betrachtet. Und im schlimmsten Fall kann er deswegen sogar seinen Job verlieren.

Auch im Sozial- und Rentenrecht steht man den Tinnituskranken noch sehr ablehnend oder zumindest sehr skeptisch gegenüber. Zum Beispiel ist es noch sehr schwierig, „nur" wegen des Tinnitusleidens als berufsunfähig anerkannt und entsprechend verrentet zu werden. Und auch, daß Tinnitus als Berufskrankheit anerkannt wird – mit allen daraus resultierenden rechtlichen und finanziellen Vorteilen –, ist bislang nur sehr bedingt möglich.

Zwar hat sich die Situation der Tinnitusbetroffenen in den letzten Jahren schon verbessert. Das ist vor allem dem Engagement der Tinnitus-Selbsthilfeorganisation (Deutsche Tinnitus-Liga) zu verdanken. Durch ihr Bemühen konnte die

Tinnitusproblematik der Öffentlichkeit zumindest schon ein Stück näher gebracht werden. Trotzdem ist hier wohl noch sehr viel Überzeugungsarbeit zu leisten. Denn in vielen Fällen werden Tinnituskranke, wie die Erfahrung zeigt, von ihren Mitmenschen immer noch nicht ernst genommen und verstanden, sondern eher belächelt, verspottet, verachtet oder sogar angefeindet.

Wie reagieren Partner/Familien-angehörige?

Bei ihren engsten Angehörigen finden Tinnitusbetroffene nach eigenen Aussagen dagegen meist sehr viel mehr Verständnis. Familienmitglieder beziehungsweise Ehepartner setzen sich zumindest mit der Krankheit auseinander. Und sie versuchen auch, nach besten Kräften zu helfen: indem sie den Betroffenen bei seinen Alltagspflichten entlasten. Oder sich um Arzttermine kümmern und oft auch dorthin mitgehen. Außerdem leisten sie auch im emotionalen Bereich wertvolle Hilfe. Sie reden mit dem Betroffenen über sein Problem, hören ihm zu, versuchen zu trösten, aufzumuntern, abzulenken.

Allerdings – und auch darin stimmen die meisten Tinnitusbetroffenen überein: Je länger die Krankheit dauert, desto mehr schwindet das Verständnis ihrer Angehörigen. Irgendwann wollen auch sie nicht mehr mit den fortwährenden Tinnitus-Problemem behelligt werden. Mehr noch: Sie akzeptieren es nicht länger, daß der Partner „krank" ist. Allmählich reagieren sie zunehmend desinteressert, ungeduldig, manchmal auch ärgerlich auf sein Leiden. Und signalisieren dem Partner mehr oder weniger direkt, daß er endlich wieder „normal" zu werden hat. Konkret hört sich das dann oft so an:

„Du darfst dich da nicht so reinsteigern!"

„Laß dich doch nicht so gehen!"

„Denk endlich wieder einmal an etwas anderes!"

„Hör einfach nicht hin!"

„Sei froh, daß du nichts Schlimmeres hast!"

Und aus solchen Worten erkennt ein Tinnitusbetroffener dann, daß auch seine engsten Bezugspersonen ihn nicht wirklich verstehen. Daß sie einfach nicht nachempfinden können, wie sich Ohrgeräusche „anfühlen". Und wie einem damit zumute ist.

„Denn sonst würden sie nicht so reden. Mit Vernunftargumenten läßt sich ein Tinnitus nun mal nicht beseitigen. Selbst wenn man es noch so sehr versucht!"

Wie empfinden Betroffene
diese Reaktionen?

„Ich habe immer gedacht, daß wenn jemand krank ist seine Mitmenschen dann Anteilnahme zeigen oder Mitgefühl und vielleicht sogar Rücksicht. Und ich habe festgestellt, daß das auch so ist, wenn jemand zum Beispiel Magengeschwüre oder ein gebrochenes Bein hat.

Meinen Tinnitus dagegen erkennt niemand als ‚richtige‘ Krankheit an. Und deshalb nimmt auch niemand Rücksicht auf mich. Dabei fühle ich mich genauso elend, vielleicht sogar noch elender als der Kollege mit dem Gipsfuß. Aber ihm gesteht man zu, daß er nicht oder zumindest nicht voll einsatzfähig ist. Wenn ich meine Arbeit einmal nicht schaffe, bekomme ich das sofort vorgehalten. Ich finde das ziemlich ungerecht!“

„Von meinen sogenannten Freunden bin ich ziemlich enttäuscht. Die sind so oberflächlich. Jetzt, wo ich wirklich Probleme habe, ist keiner für mich da. Auf solche Freunde kann ich verzichten!“

„Sogar meine Frau wirft mir vor, daß ich mich zu sehr gehenlasse. Daß nicht einmal sie mich versteht, finde ich schon traurig!“

„Ich wünschte nur, daß alle, die uns Tinnitusbetroffene so überheblich als Hypochonder oder Simulanten oder Neurotiker bezeichnen, daß die selbst einmal Tinnitus bekommen würden. Nicht für immer, nein das wünsche ich tatsächlich keinem. Aber vielleicht ein paar Wochen lang. Denn dann würden sie uns mit Sicherheit besser verstehen!"

Wie man sieht, ist es für Tinnitusbetroffene sehr schlimm, daß sie so wenig verstanden und akzeptiert werden. In einer entsprechenden Umfrage gaben 98 Prozent aller Befragten an, daß dies ein besonderes Problem für sie bedeute. In vielen Situationen fühlen sie sich nicht ernst genommen, benachteiligt und diskriminiert.

Und das hat zur Folge, daß ihr Selbstwertgefühl, das ja durch die Krankheit schon angeknackst ist, jetzt nochmehr leidet.

Denn schließlich ist jeder in gewisser Weise auf die Meinung seiner Mitmenschen angewiesen. Erlebt man von ihnen Bestätigung und Zustimmung, fühlt man sich gut. Wird man dagegen aus irgendwelchen Gründen abgelehnt, kann einem das ganz schön zu schaffen machen, wie jeder wohl schon am eigenen Leib erlebt hat. Wie sehr man sich allerdings von der Meinung anderer irritieren läßt, hängt sehr stark auch von der jeweiligen Gemütsverfassung ab. Ist man gut drauf, hat man automatisch mehr Selbstvertrauen. Und dann verträgt man auch Kritik oder Ablehnung von anderen viel besser. Wenn man aber schon mit sich selbst nicht klarkommt, ist man viel stärker auf die Bestätigung von außen angewiesen. Und es stört einen dann viel mehr, wenn man diese Bestätigung nicht bekommt.

Und genau das trifft auf viele Tinnituspatienten zu. Sie kommen mit ihrer Krankheit und darum auch mit sich selbst nicht mehr klar.

„Man hat plötzlich weniger Vertrauen zum Leben, weniger Vertrauen zu anderen, und vor allem auch weniger Vertrauen zu sich selbst. Und deshalb ist man seinen Mitmenschen irgendwie mehr ausgeliefert. Man läßt sich von ihnen viel stärker verletzen!"

Tatsächlich bemerken viele Tinnitusbetroffene an sich selbst, daß sie verletzlicher geworden sind. Jede Stichelei, jede spöttische Bemerkung, jede Kritik, und wenn sie noch so harmlos gemeint ist, kann die Betroffenen manchmal schon aus der Fassung bringen.

„Früher habe ich nur darüber gelacht, wenn mich irgendjemand dumm angeredet hat. Oder ich habe es ihm gehörig zurückgegeben. Auf jeden Fall hat es mich kaum belastet, was die anderen über mich gedacht oder gesagt haben.
Seit ich Tinnitus habe, reagiere ich viel empfindlicher auf jede noch so kleine negative Bemerkung. Ich fühle mich dadurch richtig in meinem Selbstwertgefühl getroffen und beginne immer mehr an mir zu zweifeln."

Und weil das so ist, weil sie von anderen so sehr verletzt werden können, reagieren viele Tinnitusbetroffene mit Rückzug: Um Kränkungen von vorneherein zu vermeiden, lassen sie einfach niemanden mehr „an sich heran". Sie kapseln sich immer mehr ab, vertrauen niemandem mehr ihre Probleme an, sondern versuchen, allein damit zurechtzukommen.

„Ich habe es mir abgewöhnt, über meinen Tinnitus zu reden. Denn ich habe die Erfahrung gemacht, daß das ja doch keiner versteht. Wenn es mir schlecht geht, beiße ich eben die Zähne zusammen und versuche, mir nichts anmerken zu lassen. Und meine Arbeit so gut wie möglich zu schaffen. Und wenn ich wirklich einmal nicht mehr kann, dann sollen die nur sehen, wie sie ohne mich zurechtkommen!"

Viele Tinnitusbetroffene reagieren auf ähnliche Weise: Sie ziehen sich trotzig und verbittert in ihr Schneckenhaus zurück. Doch auch wenn sie damit möglichen Kränkungen aus dem Weg gehen: Glücklicher fühlen sie sich in ihrer selbstgewählten Einsamkeit nicht. Und auch ihre Probleme werden dort nicht kleiner. Sondern eher größer.

Was können Angehörige tun?

Wie erleben sie die Situation?

„Mein Partner hat Tinnitus – und seitdem ist bei uns so vieles anders geworden …

Begonnen hat es vor etwa fünf Jahren, ganz undramatisch. Irgendwann sagte mir mein Mann, daß er in seinem rechten Ohr ständig ein Geräusch hören könnte. Ein Geräusch wie das Pfeifen eines Wasserkessels.

Dieses Ohrgeräusch wurde schlimmer und schlimmer, mein Mann ging zum Arzt, zu Ärzten, aber keiner konnte ihm helfen. Und irgendwann übertönten die Geräusche sein ganzes Leben, wie er sagte. Oder besser gesagt: unser Leben, denn ich litt genauso unter seiner seltsamen Krankheit. Tinnitus hieß sie, hatten wir inzwischen erfahren. Und erfahren hatten wir auch, daß Tinnitus meist nicht zu heilen war. Mein Mann würde mit seinen Ohrgeräuschen leben müssen, sagte man ihm, wahrscheinlich für immer.

Doch das war irgendwie unvorstellbar. Für ihn und für mich: Ihn machte dieser Tinnitus total fertig. Ich kann es gar nicht beschreiben, wie er sich verhalten hat. Er interessierte sich für nichts mehr von all dem, was vorher so wichtig für ihn war: nicht mehr für seine Arbeit, seine Hobbies, seine Freunde, er wollte nichts und niemanden sehen. Er saß einfach nur da und grübelte vor sich hin.

Und für mich war das schrecklich, ihn so zu erleben. Er tat mir so leid. Ich versuchte verzweifelt, ihn aufzuheitern, ihm irgendwie eine Freude zu machen. Aber es prallte alles an ihm ab. Ich fühlte mich so entsetzlich ratlos. Ich hätte alles

dafür gegeben, wenn ich ihm irgendwie hätte helfen können. Aber ich wußte nicht wie!"

Wenn jemand Tinnitus bekommt, ist nicht nur er allein davon betroffen, sondern auch die Personen, die ihm naheste-
hen: seine Freunde, seine Familie und vor allem sein Ehepartner. Denn gerade als Partner lebt man ja tagtäglich mit
dem Betroffenen zusammen, und man bekommt hautnah
mit, wie sehr die Krankheit ihm zusetzt, wie sehr er leidet.
   Und die erste Empfindung, die man ihm in dieser Situation entgegenbringt: Man leidet mit ihm. Und man möchte
ihm natürlich helfen.
   Doch hier beginnen schon die Probleme. Denn: Wie kann
man einem Tinnitusbetroffenen helfen? Was kann man gegen eine Krankheit tun, die man nicht kennt, von der man
vielleicht noch nie vorher gehört hat? Gegen eine Krankheit,
der sogar die Ärzte oft achselzuckend gegenüberstehen? Was
kann man tun, um den Betroffenen von seinen Ohrgeräuschen zu befreien oder sie ihm wenigstens erträglicher zu
machen.
   Am Anfang hat man natürlich konkrete Hilfsmöglichkeiten. Man kann versuchen, zusammen mit dem Betroffenen
so viel wie möglich Informationen über dessen Krankheit zu
bekommen. Man kann sich um kompetente Ärzte bemühen,
um weitere Therapiemöglichkeiten, und man kann die oft
strittigen Fragen der Kostenübernahme mit den Krankenkassen klären. Man kann auf jeden Fall etwas mit und für den
Partner tun und ihm so seine Solidarität beweisen. Doch leider erlebt man dabei meist nur Mißerfolge: Das vielverspre-
chende Medikament erweist sich als wirkungslos, und auch
die Therapie, in die man soviel Hoffnung gesetzt hat, bringt
keine Besserung. Jedesmal muß man dann ein Stück mehr

Enttäuschung darüber verkraften. Und zusätzlich auch noch die wachsende Enttäuschung des Betroffenen auffangen: ihn trösten, ihn aufmuntern, ihm neuen Mut machen. Dabei weiß man eigentlich schon nicht mehr, womit man ihn noch ermutigen kann. Denn was läßt sich gegen eine Krankheit ausrichten, die der Arzt für untherapierbar erklärt hat? Eigentlich nichts. Als Partner ist man der Situation im Grunde genauso ausgeliefert wie der Betroffene selbst.

Man muß hilflos miterleben, wie die Krankheit plötzlich das ganze Leben beeinträchtigt. Und nicht nur das Leben des Betroffenen, sondern mehr und mehr auch das eigene.

Das beginnt schon damit, daß der tinnitusleidende Partner in seiner Leistungsfähigkeit stark eingeschränkt ist. Er schafft es oft nicht, seinen Alltagspflichten nachzukommen. Im beruflichen Bereich kann er dann krankgeschrieben werden. Doch was Haushalt und Kinderbetreuung betrifft, muß der gesunde Angehörige plötzlich viele Dinge mitübernehmen, um die er sich vorher nicht zu kümmern brauchte.

„An manchen Tagen schafft meine Frau nicht einmal das Allernötigste im Haushalt. Ich muß dann nach Feierabend noch einkaufen, aufräumen, sogar meine Hemden muß ich mir manchmal selbst bügeln!"

„Wir haben zwei Kinder, sechs und acht Jahre alt, und bisher haben wir uns gemeinsam um sie gekümmert und gemeinsam etwas mit ihnen unternommen. Doch seit mein Mann Tinnitus hat, klinkt er sich total aus dem Familienleben aus. In den Zoo gehen? Kann er nicht, weil es ihm gerade ziemlich mies geht. Die Kinder abends ins Bett bringen und ihnen noch eine Geschichte vorlesen? Ist er heute echt zu müde dafür. Mensch ärgere dich nicht spielen? Na schön, aber schon nach einem Spiel kann er nicht mehr. Zu einem Schulfest mitgehen? Erträgt er nicht, wenn so viele Leute um ihn herum sind. Kindergeburtstag feiern? Ja, aber bitte ohne ihn.

Ohne ihn, alles ohne ihn, die Kinder sind manchmal richtig traurig darüber. Ich versuche dann natürlich zu erklären und zu beschwichtigen und unternehme viel mit ihnen allein. Doch irgendwie ist das nicht dasselbe!"

„Auf die Hilfe meines Mannes kann ich im Moment nicht mehr zählen. Mit seinem Tinnitus schafft er mit Mühe und Not seinen Job, zu Hause muß er sich dann meist sofort hinlegen und entspannen. Also muß ich mich plötzlich auch um all das kümmern, was bisher immer er erledigt hat. Ich schleppe Getränkekisten, ich grabe den Garten um, ich bringe das Auto in die Werkstatt, ich chauffiere die Kinder, ich regele finanzielle Angelegenheiten, sogar durch die Steuererklärung mußte ich mich hindurchwursteln, obwohl ich davon keine Ahnung hatte. Und dazu noch einen Halbtagsjob, Haushalt, Kinder, Garten, und, und, und ... An manchen Tagen weiß ich nicht, wie ich das alles schaffen soll!"

Vielen Angehörigen von Tinnitusleidenden ergeht es ähnlich: Bei der Organisation und Erledigung von Alltagsdingen sind sie jetzt plötzlich viel mehr auf sich gestellt. Zusätzlich zu den eigenen Pflichten müssen sie nun auch den Partner in vielen Bereichen „vertreten". Dabei kann diese Mehrarbeit im Extremfall so umfangreich sein, daß sie als echte Belastung empfunden wird. Und wenn die Situation nicht nur vorübergehend ist, sondern andauert, wenn der Partner also für längere Zeit „total ausfällt", kann es soweit kommen, daß man sich dadurch selbst zunehmend überfordert fühlt. Verstärkt wird dieser Überlastungseffekt oft noch dadurch, daß auch die gemeinsame Freizeit immer weniger Entspannung und Ablenkung bietet. Denn die meisten Aktivitäten, die man früher gemeinsam mit dem Partner unternehmen und genießen konnte, sind jetzt mit seinem Tinnitus auf einmal nicht mehr möglich. Was man ihm auch vorschlägt – ob man mit ihm zum Schwimmen oder in die Sauna, zu einem Einkaufsbummel, ins Kino oder auch nur in ein gemütliches Restaurant gehen möchte –, meist wird es der Partner ablehnen. Er fühlt sich nicht fit genug dafür, er kann sich zu nichts aufraffen, und bei vielen Unternehmungen ist es auch der Lärm, den er nicht ertragen würde.

„Ich möchte so gern wieder einmal wie früher zum Tanzen gehen. Aber meinem Mann ist dort die Musik zu laut. Schade!"

Doch daß man weniger ausgeht, bedeutet zwangsläufig auch, daß man weniger mit anderen Menschen zusammenkommt. Viele zufällige Kontakte, aber auch viele geplante Verabredungen fallen auf diese Weise „dem Tinnitus zum Opfer!" Überhaupt rücken Freunde, Verwandte und Bekannte für den Tinnitusleidenden immer mehr in den Hintergrund: Er zieht sich in sich selbst zurück, will nichts und niemanden mehr sehen. Viele Kontakte werden dadurch beeinträchtigt und reißen manchmal ganz ab. Und das bedeutet, daß man damit auch als Angehöriger in eine gewisse Isolation gerät.

„Früher hatten wir oft Besuch. Aber seit meine Frau Tinnitus hat, haben wir nur noch ganz selten Gäste. Und auch wenn wir irgendwo eingeladen sind, müssen wir meist absagen. Denn meiner Frau ist nicht nach Feiern zumute, sagt sie. Und sie erträgt es einfach nicht, wenn andere fröhlich sind und lachen. Sie will nur ihre Ruhe haben!"

Für den Angehörigen kann diese soziale Isolation manchmal sehr bedrückend sein. Er leidet darunter, daß er mit dem Partner immer weniger herauskommt aus den eigenen Wänden. Er vermißt die Kontakte mit anderen, die Gespräche und die gemeinsamen Unternehmungen. Er vermißt all diese Dinge, die ihm Freude und Vergnügen bereiten würden. Und vor allem: die ihm auch einmal etwas Abstand von den häuslichen Problemen verschaffen könnten. Statt dessen sieht er sich immer mehr mit diesen Problemen konfrontiert. Die Krankheit des Partners mit all ihren Auswirkungen wird immer mehr zum zentralen Problem im gemeinsamen und auch im eigenen Leben.

Denn die Auswirkungen, die der Tinnitus allmählich mit sich bringt, erweisen sich als immer gravierender. Besonders schlimm empfinden viele Angehörige dabei die Tatsache, daß sich der Partner mehr und mehr zu verändern scheint. Seine ganze Persönlichkeit leidet unter dem Einfluß dieser Krankheit. So erlebt man zum Beispiel, wie aus einem fröhlichen ein trübsinniger, aus einem starken ein hilfloser, aus einem umgänglichen ein nörgelnder und aus einem selbstbewußten ein ständig zweifelnder Mensch wird. Und damit muß man dann erst einmal klarkommen. Denn als nahestehender Mensch bekommt man diese Veränderungen ja nur allzudeutlich auch am eigenen Leib zu spüren.

„Meine Frau war immer so nett und fröhlich und unkompliziert, wir kamen so gut miteinander aus. Durch ihren Tinnitus ist sie völlig anders geworden. Sie ist mit sich und der Welt unzufrieden, ständig gereizt und nörgelt an allem herum. Also manchmal ist es kaum zum Aushalten mit ihr!"

„Irgendwie ist meine Frau auf einmal wahnsinnig empfindlich geworden. Wenn ich auch nur die leiseste Kritik übe, ist es schon aus. Dann ist sie beleidigt oder beginnt zu heulen. Es ist echt schwierig mit ihr!"

Dabei stimmen wohl viele Angehörige zu: daß das Leben mit ihrem tinnitusleidenden Partner in vieler Hinsicht schwieriger geworden ist. Und das Schlimme dabei ist, daß sich die Situation nicht allmählich wieder bessert, sondern im Gegenteil immer hoffnungsloser zu werden scheint. Zumindest drückt sich das in der Stimmung des Betroffenen aus. Er reagiert mit zunehmender Lebensverdrossenheit auf sein Leiden. Und einer derart negativen Stimmung kann man sich auch als Angehöriger nur sehr schwer entziehen.

„Allmählich werde ich selbst schon ganz trübsinnig davon. Wie soll das nur weitergehen?"

Wie soll das weitergehen? Diese Frage drängt sich dem Partner eines Tinnitusbetroffenen immer öfter auf. Der Tinnituskranke verändert sich, das Leben mit ihm verändert sich, die ganze Beziehung verändert sich. Oft so sehr, daß man als Partner manchmal keine Perspektive mehr sieht, wie man die künftigen Probleme bewältigen soll. Schließlich kennt man ja die Diagnose: Der Tinnitus wird bleiben. Und diese Diagnose kann einen ganz schön in Panik versetzen. Und Zukunftsängste auslösen: Denn wenn der Tinnitus bleibt, wird dann auch diese trübselige Stimmung für immer so bleiben, fragt man sich? Wird das gemeinsame Leben weiterhin von der Krankheit beherrscht?

Auch für Angehörige ist dies eine nur schwer zu ertragende Vorstellung.

Wie gehen sie damit um?

Als Angehöriger reagiert man meist sehr zwiespältig auf das Tinnitusleiden des Partners. Am Anfang, wenn die Krankheit erstmals deutlich wird, wundert man sich wahrscheinlich darüber, daß es „so etwas gibt", denn möglicherweise hat man noch nie davon gehört. Und zunächst mißt man diesem seltsamen Phänomen, das der Partner da schildert, keine allzugroße Bedeutung bei. Das gibt sich schon wieder, denkt man ziemlich unbeeindruckt und geht zur Tagesordnung über. Und manchmal glaubt man auch gar nicht, daß der Partner tatsächlich etwas in seinem Ohr hört.

„Ich habe dauernd in das Ohr meiner Frau hineingelauscht, um ihre ‚Kreissäge' auch zu hören. Aber da war nichts. Also muß sie sich dieses Geräusch doch wohl nur einbilden, dachte ich."

Doch der Betroffene behauptet weiterhin, irgendwelche Geräusche zu hören und geht schließlich deswegen zum Arzt.

Und damit erwartet man dann selbstverständlich, daß diese „kleine Störung" mühelos beseitigt werden kann. Doch leider erfährt man allmählich, daß dies eben nicht der Fall ist. Trotz aller Behandlungsversuche erweist sich die Medizin in vielen Fällen als machtlos, der Tinnitus wird zu einem Krankheitssymptom erklärt, mit dem „man leben muß". Und diesem ärztlichen Ratschlag stimmt man als

Nichtbetroffener eigentlich voll und ganz zu. Wenn die Ohrgeräusche nun mal nicht zu beseitigen sind, muß der Partner sich eben daran gewöhnen, das klingt doch durchaus vernünftig. Doch dann erlebt man die Reaktion des Betroffenen: Er leidet so massiv unter dieser Krankheit, er läßt sich so sehr davon fertigmachen, wie man das niemals erwartet hätte.

Und mit diesem extremen Leidensverhalten des Partners kann man nur sehr schwer umgehen. Natürlich hat man auf der einen Seite Mitleid mit ihm und versucht, ihn zu trösten. Doch er ist überhaupt nicht zu trösten, wie man allmählich erkennt. Was man auch tut oder sagt, es nutzt nichts. Im Gegenteil: Der Partner steigert sich nur noch weiter in seine Verzweiflung hinein. Und dieses wie man findet völlig irrationale Verhalten kann man eigentlich überhaupt nicht begreifen. Man versteht nicht, warum der Partner gar so verzweifelt ist, und warum er seine Krankheit gar so sehr dramatisiert. Das widerspricht doch aller Vernunft, denkt man. Und damit schadet sich der Partner doch nur selbst.

„Ich habe mich wirklich sehr bemüht, um meiner Frau mit ihrem Tinnitus-Problem zu helfen. Wir haben keine Therapie unversucht gelassen, auch wenn wir sie aus eigener Tasche bezahlen mußten. Ihre Gesundheit war mir das alles wert gewesen. Aber es hat nun mal keine Therapie geholfen, und der Arzt hat gesagt, sie wird mit ihren Ohrgeräuschen leben müssen, sie soll versuchen, sich damit abzufinden. Warum tut sie das dann nicht endlich? Warum findet sie sich nicht damit ab? Es hat doch keinen Zweck, sich über etwas aufzuregen, das man doch nicht ändern kann. Doch sie regt sich über ihre Ohrgeräusche auf. Ganz schrecklich regt sie sich darüber auf. Sie steigert sich da so richtig hinein und heult nur noch die ganze Zeit. Ich kann machen was ich will und sagen was ich will, sie hat nur noch ihre Krankheit im Kopf. Also, ich kapiere das einfach nicht. So schlimm kann dieser Tinnitus doch gar nicht sein!"

Diese Aussage macht deutlich, daß es auch den Angehörigen nicht viel anders geht als den meisten Menschen: Sie können sich Tinnitus nicht als etwas wirklich Schlimmes vorstellen und werten ihn deshalb auch nicht als „richtige" Krankheit. Sicher, daß die Ohrgeräusche unangenehm sein mögen, räumt man ja ein. Aber so extrem darauf zu reagieren, wie der Partner das tut, empfindet man als völlig überzogen. Und es stört einen oft gewaltig. Denn schließlich hat man als Angehöriger, wie bereits geschildert, ja auch beträchtlich darunter zu leiden. Man muß die Arbeit des Partners zum Teil miterledigen, wenn er sich „wie ein Kranker benimmt", man muß auf viele Freizeitunternehmungen oder zumindest auf seine Begleitung dabei verzichten, und zu alledem muß man auch noch seine schlechte Laune ertragen. Grund genug also, um sich innerlich immer mehr darüber aufzuregen.

Bei einer anderen Krankheit wäre das sicher anders. Wenn der Partner zum Beispiel Lungenentzündung oder Magengeschwüre hätte, könnte man akzeptieren, daß er sich krank verhält. Daß er nichts tun kann, niemanden sehen will oder auch mal schlecht drauf ist. Und obwohl man selbst genauso davon betroffen wäre, würde man diese Dinge als schicksalsgegeben hinnehmen und sie zumindest nicht dem Kranken zum Vorwurf machen. Er kann ja schließlich nichts dafür, daß er krank ist, würde man denken.

Daß einem der Partner aber nur wegen seiner Ohrgeräusche das Leben schwermacht, empfindet man dagegen als ungerechtfertigt. Wenn er sich nur nicht so gehenlassen würde, denkt man insgeheim, müßte man sich nicht mit dieser unangenehmen Situation herumschlagen. Man lastet es also nicht seiner Krankheit, sondern mehr und mehr ihm selbst an, daß das Leben so viel schwieriger geworden ist. Und weil das so ist, weil man dem Partner die Schuld an allen bestehenden Problemen zuweist, entwickelt man allmählich immer stärkere Agressionen gegen ihn.

Viele Angehörige bestätigen dies, sie geben zu, daß sie tatsächlich oft auf den tinnitusleidenden Partner ärgerlich oder wütend sind. Doch mit dem Betroffenen selbst wollen oder können sie meist nicht darüber reden. Sie fürchten, daß ihn das verletzen könnte, schließlich wissen sie ja, daß er im Moment ohnehin auf alles viel zu empfindlich reagiert. Manchmal verschweigt man seinen heimlichen Ärger auch deshalb, weil man keinen Streit möchte. Oder aber, weil man diese negativen Gefühle selbst nicht richtig findet. Irgendwie widersprechen sie dem Ideal von einer guten Partnerschaft, und dieses Ideal möchte man schließlich aufrechterhalten. Also versucht man, negative Gedanken möglichst nicht auszusprechen und sie am besten ganz zu verdrängen.

„Manchmal bin ich richtig wütend! Und um dieser Wut Luft zu machen, schimpfe ich über alles und jeden. Ich schimpfe über die Medikamente, die ‚alle nichts taugen‘, über die Ärzte, ‚die keine Ahnung haben‘, über die Krankenkassen, die ‚nichts bezahlen wollen‘, und was immer mir sonst in den Sinn kommt. Und manchmal lasse ich meine Wut auch an jedem aus, der mir in die Quere kommt, an meinen Kindern, meinen Bekannten, Freunden, Nachbarn! Dabei können die alle gar nichts dafür, daß ich wütend bin. Sondern, wenn ich ganz ehrlich zu mir selbst bin, wird mir klar, daß es in erster Linie mein Mann ist, der mich so wütend macht. Weil er sich so in seine Krankheit hineinsteigert. Doch das traue ich mich ihm natürlich nicht zu sagen …!"

„In mir hat sich so eine richtige Abneigung gegen meine Frau angestaut, seit sie sich so leidend benimmt. Ich kann sie manchmal schon gar nicht mehr trösten, wenn sie verzweifelt ist. Ich weiß, daß sie das eigentlich von mir erwartet, und daß sie das wahrscheinlich auch braucht, aber ich kann es einfach nicht. Irgendetwas in mir sträubt sich dagegen. Ich finde das selber schlimm von mir, und ich fühle mich deswegen auch sehr schuldbewußt. Und so versuche ich eben, das auf andere Weise wieder gutzumachen: Ich wasche ihr Auto, gehe für sie einkaufen, mache ihr den Abwasch oder grabe den Garten um. Und sie ist mir dafür auch dankbar. Aber trotzdem ist zwischen uns alles nicht mehr so, wie es war!"

„Manchmal kann ich es nicht mehr ertragen, wie meine Frau sich hängenläßt. Ich habe im Job schon genug Probleme, da brauche ich in meiner Freizeit etwas, das mich ein bißchen aufbaut und nicht noch zusätzliche Probleme. Doch bei meiner Frau sehe und höre ich nichts anderes als Probleme, seit sie Tinnitus hat. Sie steigert sich geradezu in ihr Leiden hinein, und das regt mich manchmal maßlos auf. Doch bevor ich dann die Beherrschung verliere und Dinge sage, die mir hinterher vielleicht leid tun, muß ich raus. Ich gehe dann meist in die Kneipe, doch das paßt meiner Frau auch nicht. Aber eigentlich ist sie ja selbst schuld, wenn ich mich zu Hause bei ihr nicht mehr wohlfühlen kann."

„Ich wollte meinem Mann ehrlich helfen und alles tun, um ihm seine Situation so gut wie möglich zu erleichtern. Ich hörte ihm zu, wenn er über seine Probleme reden wollte, zur Not mitten in der Nacht, wenn er wieder einmal nicht schlafen konnte. Ich sagte Einladungen ab, weil ich dachte, daß er mich jetzt mehr brauchte. Ich verzichtete auf Fernsehsendungen, wenn ich merkte, daß sie ihm nicht gefielen. Ich machte alles, ich kümmerte mich um alles, ich hielt jeden Alltagsärger von ihm fern. Mein Mann und seine Krankheit wurden zum wichtigsten Problem in meinem Leben, und alles andere mußte dahinter zurückstehen. Daß mich das manchmal auch ganz schön nervte, wollte ich nicht wahrhaben. Ich wurde nur immer angespannter und nervöser. Doch auch das wollte und durfte ich mir nicht anmerken lassen, nicht einmal vor mir selbst. Irgendwann bin ich dann aus einem völlig nichtigen Anlaß heraus ausgerastet. Ich schrie meinen Mann an, ich schrie meine Kinder an, und dann bekam ich einen richtigen Heulkrampf. Keiner konnte verstehen warum …!"

Diese Schilderungen machen deutlich, wie krampfhaft die Angehörigen oft bemüht sind, sich ihre unterschwelligen Aggressionen nicht anmerken zu lassen. Dabei suchen sie nach den unterschiedlichsten Ausweichmöglickeiten. Zum Beispiel lassen sie ihre Wut, die eigentlich gegen den Partner gerichtet ist, einfach an anderen aus.

Oder sie umgehen sämtliche Probleme, indem sie davor flüchten. Sie gehen in die Kneipe, wie es in dem Beispiel geschildert wird, oder aber sie stürzen sich in Arbeit. Und gerade das dient ihnen auch als hervorragendes Rechtfertigungsmittel dem Betroffenen (und sich selbst) gegenüber. Denn Arbeit „muß schließlich sein", und man „tut das alles ja nur für den anderen!" Und mit dem, was man konkret für den Partner „tut", kann man wunderbar all das übertünchen, was man nicht für ihn tun. Nämlich ihm Zuwendung und dadurch emotionale Hilfe geben. Und genau das wird der Partner auch beklagen. Und schließlich wird es doch zu den Konflikten kommen, die man eigentlich vermeiden wollte.

Andere Angehörige scheinen sich dagegen vorbildlich für den Tinnitusbetroffenen einzusetzen. Sie fühlen sich moralisch verpflichtet, für den Partner dazusein: immer hilfsbereit, immer verständnisvoll, immer geduldig und dabei völlig selbstlos. Dabei verleugnen sie aber allzuoft eigene Bedürfnisse. Und vor allem verleugnen sie – sogar vor sich selbst – jede negative Gefühlsregung, die sie befällt. Ärger auf den kranken Partner, so etwas gilt für sie als egoistisch, rücksichtslos und unmoralisch, so etwas darf man sich nicht zugestehen. Und sie zwingen sich zu noch mehr Rücksicht und zu noch mehr Selbstlosigkeit. Doch auf die Dauer kann das nicht gutgehen, wie das geschilderte Beispiel beweist. Irgendwann und irgendwie suchen sich verdrängte Aggressionen ein Ventil: Man rastet aus. Und mit derart überraschenden und unkontrollierbaren Ausbrüchen kann man den Partner wohl am meisten verletzen. Denn dabei tut oder sagt man Dinge, die man im ruhigen, vernünftigen Zustand niemals tun oder sagen würde. Und vor allem: Der Partner erfährt, daß das ganze Verständnis, das man ihm bisher gezeigt hat, nicht ehrlich gemeint war. Er fühlt sich nun auch von seinen nächststehenden Menschen unverstanden, allein- und im Stich gelassen, und das verstärkt seine Probleme noch mehr.

Es ist wie ein Teufelskreis: Der Tinnitus beeinträchtigt

den Gesundheits- und Gemütszustand des Betroffenen, daraus ergeben sich Probleme für die Partnerschaft, es kommt zu Mißstimmungen und Konflikten, und diese Konflikte beeinträchtigen den Betroffenen dann noch mehr. Das Problem Tinnitus schaukelt sich auf diese Weise immer mehr hoch. Und nicht selten kann es sich beim Betroffenen zu einer echten seelischen Krise auswachsen.

Wie erkennen sie echte seelische Krisen beim Partner?

Jeder unbewältigte (dekompensierte) Tinnitus führt zu mehr oder weniger ausgeprägten psychischen Beschwerden, die jeder Betroffene, aber auch jeder betroffene Angehörige nur allzugut aus Erfahrung kennt. Vor allem dann, wenn der Tinnitus chronisch zu werden droht, wenn der Betroffene erkennt, daß seine Ohrgeräusche durch nichts zu beseitigen sind, fällt er „in ein schwarzes Loch". Er ist niedergeschlagen und verzweifelt, und diese negative Stimmungslage überschattet alle Lebensbereiche. Probleme werden als unüberwindlich empfunden, und an den schönen Dingen des Lebens kann er sich kaum noch freuen. Und gleichzeitig regt er sich darüber auf, daß das so ist, daß er so „durchhängt" und so „schlecht drauf" ist. Er kann sich selbst nicht mehr leiden und kommt deshalb auch mit anderen nicht mehr klar. Alles und jeder geht ihm in dieser Verfassung auf die Nerven.

Wenn dann noch zusätzliche Belastungsfaktoren, wie zum Beispiel unlösbar erscheinende berufliche Probleme oder familiäre Spannungen dazukommen, manifestiert sich dieses Stimmungstief immer mehr und kann schließlich in eine echte Depression münden. Und eine Depression ist immer eine ernstzunehmende seelische Störung, die der Betroffene meist nicht aus eigener Kraft überwinden kann. Sie ist gekennzeichnet durch massive Gefühle der Hoffnungs- und Auswegslosigkeit, häufig auch durch Selbstmordgedanken. Und in der größten Verzweiflung werden diese Gedanken möglicherweise in die Tat umgesetzt, der Betroffene unternimmt einen Selbstmordversuch.

Viele Tinnitusbetroffene bestätigen, daß sie manchmal an diesen wie sie meinen „letzten und einzigen Ausweg" aus ihrer verzweifelten Lage denken. Und aus der Vergangenheit sind mehrere tragische Fälle bekannt, in denen Tinnitusbetroffene auch wirklich Selbstmord verübt oder dies versucht haben.

Bei den Mitmenschen ruft so eine Verzweiflungstat dann oft völlige Fassungslosigkeit hervor. Niemand konnte voraussehen, daß so etwas geschehen würde, denn nichts schien darauf hinzudeuten, daß es dem Betroffenen so schlecht ging.

Tatsächlich ist eine echte Depression für die Mitmenschen, ja selbst für den behandelnden Arzt oft schwierig zu erkennen. Und auch die Angehörigen, die die Veränderungen des Partners ja am deutlichsten miterleben, können diese Veränderungen oft nur schwer als Depression einordnen.

Denn eine Depression macht sich nicht immer, wie man sich das vorstellt, in Weinen, Jammern und Klagen bemerkbar. Viele Betroffene können oder wollen ihren düsteren Gefühlen nicht auf diese Weise Luft machen. Sie befürchten, daß sie dafür verachtet werden könnten, weil sie sich eigentlich selbst dafür verachten. Eine seelische Schwäche läßt man sich möglichst nicht anmerken, man versucht sie so gut wie möglich zu verbergen. Diese Tendenz ist in unserer Gesellschaft häufig festzustellen.

Nach außen hin wirken Depressive tatsächlich oft ruhig und gefaßt, sie benehmen sich eigentlich beinahe „wie immer". Einziges Anzeichen, das vor allem den nahen Angehörigen auffallen sollte, ist eine gewisse seelische Erstarrung. Der Betroffene verhält sich in vielen Dingen teilnahmslos. Über Dinge, die ihm vorher sehr wichtig waren, kann er sich kaum noch begeistern beziehungsweise entrüsten. Er interessiert sich nicht mehr dafür, was um ihn herum vorgeht, sondern ist in sich selbst versunken und grübelt vor sich hin. Oft vernachlässigt er auch seine äußere Erscheinung sehr stark.

Daneben können aber auch eine Reihe von körperlichen Symptomen auftreten oder sogar im Vordergrund stehen. Eine Depression kann sich mitunter nur in Müdigkeit, Kopfschmerzen, Appetitlosigkeit, Magen- und Verdauungsproblemen, Herzbeschwerden, rheumaartigen Schmerzen und vor allem in Schlafstörungen äußern.

Und gerade die Schlafstörungen setzen oft einen fatalen Kreislauf in Gang. Einerseits sind sie verursacht durch die Depression, andererseits können sie sie auch massiv verstärken. Denn in einer schlaflosen Nacht empfindet ein Depressiver seine Einsamkeit und Hilflosigkeit besonders stark, er steigert sich mehr und mehr in seine Verzweiflung hinein. Und in dieser Situation drängen sich ihm wohl auch die Selbstmordgedanken immer stärker auf.

Wie können sie helfen?

„Meine Frau leidet sehr unter ihrem Tinnitus. Sie hat dadurch ihren ganzen Lebensmut verloren. Irgendwie ist sie gar nicht mehr sie selbst. Manchmal habe ich richtig Angst, sie könnte sich was antun, so verzweifelt wie sie ist. Ich wünschte, ich könnte ihr irgendwie helfen. Aber was soll ich denn tun? Ich kann doch auch nichts gegen ihre Ohrgeräusche machen!"

Tatsächlich können Angehörige ihrem tinnitusleidenden Partner nicht in der Weise helfen, wie sie das gerne tun würden: Sie können seine Ohrgeräusche nicht beseitigen, sie finden trotz aller Bemühungen keinen Weg, wie das medizinisch zu erreichen wäre. Und wenn ihre Hilfsmöglichkeiten in diesem Bereich erschöpft sind, meinen sie, nun nichts mehr tun zu können. Den psychischen Problemen des Partners stehen sie völlig hilflos gegenüber. Und weil sie nicht wissen, wie sie hiergegen helfen können, lassen sie ihn damit mehr oder weniger allein.

Doch gerade dieses Gefühl, auch von den nächststehenden Menschen alleingelassen zu werden, verstärkt die Depressionen des Betroffenen noch zusätzlich. Denn wer verzweifelt ist, wer selbst keinen Ausweg mehr sieht, ist auf die Hilfe seiner Mitmenschen, vor allem seiner Angehörigen angewiesen.

Gehen Sie also den psychischen Problemem ihres tinnitusleidenden Partners nicht aus dem Weg, denken Sie nicht, daß Sie ja doch nichts tun können. Denn auch wenn Sie seine Probleme nicht lösen können: Wie Sie damit umgehen, kann ihm seine Situation doch wesentlich erleichtern. Oder umgekehrt eben erschweren. Um seine seelische Krise besser bewältigen zu können, braucht Ihr Partner jetzt vor allem

Verständnis

Wer nicht selbst unter Ohrgeräuschen leidet, kann sich das Ausmaß dieses Leidens nur schwer vorstellen und deshalb auch die Gefühle des Betroffenen nur schwer verstehen. Doch gerade dieses Nichtverstehen auf der einen und das Nichtverstandenwerden auf der anderen Seite führt zu gegenseitigen Mißstimmungen, die die emotionale Beziehung sehr beeinträchtigen und damit die seelische Krise beim Partner massiv verstärken können. Wichtigste Voraussetzung, um dieses unterschwellige „Gegeneinander" abbauen zu können ist, daß die Angehörigen mehr Verständnis für die Lage des Betroffenen entwickeln.

Informieren Sie sich deshalb so ausführlich wie möglich über diese Krankheit. Und zwar nicht nur über die medizinischen, sondern ganz besonders auch über die psychischen Aspekte. Das wird ihnen klarmachen, daß Ihr Partner sich gar nicht so außergewöhnlich verhält, wie Ihnen das zunächst vorkommt. Hunderttausenden von Menschen ergeht es ähnlich wie ihm: Sie alle fühlen sich genauso stark durch die Ohrgeräusche belastet und haben genauso große Probleme, mit dieser Belastung fertigzuwerden.

Diese Zahlen werden Sie überzeugen, daß Tinnitus tatsächlich als schlimmes Leiden eingestuft werden kann. Und daß man deshalb auch vollstes Verständnis für das Leidensverhalten des Betroffenen aufbringen muß.

Und wenn man das einsieht, kann man den Partner besser verstehen und demzufolge viel offener und ehrlicher mit ihm umgehen. Man braucht dann keine heimlichen Aggressionen vor ihm zu verbergen, denn man fühlt sich nicht mehr so sehr durch ihn, sondern eher durch seine Krankheit genervt. Und dann kann man auch gemeinsam gegen diese Krankheit und ihre Auswirkungen ankämpfen, anstatt sich gegenseitig aufzureiben.

Anteilnahme

Wenn Tinnitusbetroffene sich verstanden fühlen, haben sie sehr oft das Bedürfnis, über ihre Probleme zu reden. Über ihre Gefühle, ihre Ängste und Sorgen, die sich aus ihrer Krankheit ergeben. Denn in Gedanken beschäftigen sie sich beinahe unaufhörlich mit diesen Dingen, es ist eigentlich das einzige Thema, das im Moment für sie existiert. Und jeder kennt wohl das Phänomen: Je mehr man innerlich über etwas nachgrübelt, desto unlösbarer scheint es zu werden. Man „wälzt das Problem eigentlich nur immer wieder im Kreis herum" und entfernt sich immer weiter von jeder Lösungsmöglichkeit. Wenn man dagegen mit jemandem darüber reden kann, sieht man plötzlich klarer. Es hilft oft tatsächlich schon, wenn man sein Problem jemandem mitteilt, es also in Worte faßt, um realistischer und bewußter damit umgehen zu können.

Und das gilt ganz besonders auch für den Tinnitusbetroffenen. Auch seine Probleme rund um die Krankheit werden weniger bedrohlich, wenn er sich damit nicht allein auseinandersetzen muß, sondern jemanden hat, der ihm zuhört, der Anteilnahme und Verständnis zeigt. Und für diese Art der Hilfestellung sollten Sie als Angehöriger ihrem betroffenen Partner zur Verfügung stehen. Signalisieren Sie ihm, daß Sie immer ein offenes Ohr für seine Probleme haben. Hören Sie sich seine Sorgen an und gehen Sie darauf ein. Dabei ist es keineswegs notwendig, daß Sie jedesmal konkrete Lösungsideen parat haben müssen, das erwartet der Betroffene gar nicht von Ihnen. Sie helfen ihm am besten, indem Sie teilnahmsvoll zuhören und seine Probleme ernst nehmen.

Und manchmal erweist sich diese Hilfe als besonders notwendig. Denn es gibt eine Situation, in der der Betroffene seine Seelenqualen wohl am schlimmsten empfindet: wenn er nachts nicht schlafen kann und stundenlang vor sich hingrübelt. In der Einsamkeit steigern sich seine Sorgen oft zur ausweglosen Katastrophe und führen, wie geschildert, häufig zu Selbstmordgedanken. In dieser verzweifelten Verfassung ist er besonders dringend auf einen Ansprechpartner angewiesen. Wenn Ihr Partner also häufig unter Schlafstörungen leidet: Sagen Sie ihm, daß er Sie wecken kann, wenn er Sie braucht. Reden Sie dann mit ihm und helfen Sie ihm dabei, seine Probleme zu analysieren. Und damit einen Ansatz zu finden, wie er diese Probleme besser verarbeiten kann. Eine schlaflose Nacht, in der man gemeinsam die schwierige Situation erörtert, kann oft sehr hilfreich gegen Depressionen sein.

Einfühlungsvermögen

Der Umgang mit den seelischen Problemen des Partners erfordert aber auch sehr viel Einfühlungsvermögen von den Angehörigen. Denn als Außenstehender sieht man die Probleme aus einer völlig anderen Perspektive als derjenige, der mittendrin steckt, man kann sie aus der Distanz betrachten. Und aus dieser Distanz heraus geht man das Problem in erster Linie mit dem Verstand an. Man versucht, dem Betroffenen mit rein vernunftorientierten Ratschlägen zu helfen.

„Es nützt doch nichts, wenn du dich darüber aufregst, davon wird es doch auch nicht besser."
„Sei doch vernünftig und laß dich nicht so gehen!"

Doch mit derartigen Reden, so vernünftig sie erscheinen mögen, erreicht man den Betroffenen in seiner Verzweiflung nicht, wie man unschwer feststellen kann. Eher reagiert er darauf gekränkt oder faßt sie als persönlichen Vorwurf auf. Insgeheim wirft er sich ja selbst vor, daß er so irrational reagiert, und oft genug versucht er selbst, sich „zusammenzureißen!" Doch es gelingt ihm nicht, er kann einfach nicht anders, als niedergeschlagen und verzweifelt zu sein.

Denn für ihn stellt sich die Situation völlig anders dar. Er betrachtet das Problem nicht von außen, er erlebt es an sich selbst. Und dabei sind vor allem seine Gefühle beteiligt. Gefühle, die sich durch Vernunftargumente wenig beeinflussen lassen. Wer selbst schon einmal verzweifelt oder deprimiert war, aus welchen Gründen auch immer, wird das am besten nachempfinden können. Und er wird wissen, daß man in so einer Verfassung keine „klugen Ratschläge", sondern einfach nur Mitgefühl und liebevolle Zuwendung braucht. Und genau damit kann man auch dem Tinnitusleidenden am besten helfen.

„Wenn mein Mann zu mir sagt: Ich kann sehr gut nachfühlen, wie dir zumute ist, und wenn ich merke, daß er das auch ehrlich so meint, dann geht es mir schon ein wenig besser!"

Ermutigung

In ihrer Verzweiflung ziehen sich Tinnitusbetroffene wie geschildert immer mehr in sich selbst zurück. Und je länger diese Phase des Rückzugs dauert, desto schwerer finden sie wieder aus ihr heraus. Allmählich trauen sie sich dann immer weniger zu. Sie fürchten, daß sie den Anforderungen des Lebens und dem sozialen Umgang mit anderen nicht mehr gewachsen sind und gehen deshalb allem und jedem aus dem Weg. Doch damit entgeht ihnen auch die Möglichkeit, sich von ihrem Leiden abzulenken. Und es entgeht ihnen vor allem die Erfahrung, daß das Leben mit dem Tinnitus zwar mühsamer, aber trotzdem zu schaffen ist.

Um diese innere Barriere überwinden zu können, brauchen Tinnitusleidende häufig den Zuspruch ihrer nahestehenden Mitmenschen.

Ermutigen Sie als Angehöriger deshalb den Tinnitusleidenden dazu, daß er wieder mehr am Leben teilnimmt. Erinnern Sie ihn an Hobbies, die ihm Freude bereiten könnten. Ermuntern Sie ihn, daß er zu seinen Freunden wieder Kontakt aufnimmt oder aber neue Kontakte knüpft. Besonders hilfreich kann es sein, wenn er mit anderen Tinnitusbetroffenen seine Erfahrungen austauschen kann. Oft ist der Besuch einer Selbsthilfegruppe ein wichtiger Schritt aus der Einsamkeit heraus.

Rücksicht und Toleranz

Wer an den seelischen Problemen des Partners teilhat, dem fällt es auch leichter, darauf Rücksicht zu nehmen. Und auf diese Rücksichtnahme ist der Betroffene in sehr vielen Situationen angewiesen.

Wenn er seine Alltagspflichten nicht schafft, braucht er jemanden, der ihn dabei entlastet. Wenn er seine Ruhe haben möchte, braucht er jemanden, der den Familientrubel von ihm fernhält. Und wenn er sich gereizt und mürrisch verhält, dann braucht er jemanden, der das versteht, toleriert und nicht übel nimmt. Denn Konflikte oder Kritik könnte er in seiner Verfassung nur sehr schwer ertragen.

Den Angehörigen fordert der Umgang mit dem tinnitusleidenden Partner also ein sehr hohes Maß an Rücksicht und Verständnis ab. Manchmal ein so hohes Maß, daß sie es nicht oder kaum erfüllen können.

Denn auch sie sind keine Übermenschen, auch sie haben eigene Probleme, Schwächen und Fehler. Und auch sie können deshalb nicht immer so geduldig, einfühlend und tolerant sein, wie es nötig wäre.

Wenn Sie sich also durch die seelischen Depressionen des Betroffenen überfordert fühlen, wenn Sie selbst zu stark unter den Belastungen leiden, oder wenn der Betroffene sich in seiner Krise auch vor Ihnen verschließt, dann sollten Sie akzeptieren, daß Sie allein es nicht schaffen können, ihm zu helfen. Und dann sollten Sie sich nicht scheuen, rechtzeitig Hilfe von außen in Anspruch zu nehmen.

Hilfen von außen

Können Psychopharmaka helfen?

Wenn eine Depression erst einmal ein gewisses Ausmaß erreicht hat, kann auch eine noch so einfühlsame „mitmenschliche Hilfe" nicht viel ausrichten. Die Betroffenen sind so tief in ihrer Mut- und Hoffnungslosigkeit verstrickt, daß sie für keinen Trost mehr empfänglich sind. Und in dieser Phase können ihre düsteren Gefühle so stark überhand nehmen, daß sie jeden realen Gedanken ausschalten, es kommt möglicherweise zur Kurzschlußhandlung, zum Selbstmordversuch.

Eine schwere Depression gehört deshalb unbedingt in ärztliche Behandlung. Doch der Betroffene selbst kann oder will sich oft nicht zu einem Arztbesuch aufraffen. Er resigniert, für ihn „hat das alles ja doch keinen Sinn mehr". Und mit dieser Einstellung schafft er es nicht, sich aktiv um Hilfe zu bemühen.

Hier sind die Angehörigen gefordert. Bewegen Sie Ihren Partner mit aller Bestimmtheit dazu, daß er einen Arzt aufsucht. Begleiten Sie ihn möglichst auch dorthin und schildern Sie dem Arzt die Situation, denn die Betroffenen selbst neigen häufig dazu, daß sie ihr Leiden nicht zugeben oder verharmlosen.

Als „erste Hilfe" bei seelischen Depressionen wird der Arzt oft Psychopharmaka verschreiben. Sie wirken beruhigend, entspannend, stimmungsaufhellend und oft auch schlafförderd. In schweren Fällen sind sie unbedingt notwendig, um die Situation des Betroffenen fürs erste erträglicher zu machen und eine Selbstmordgefahr weitgehend zu bannen.

Doch diese Medikamente bergen auch Gefahren. Sie müssen deshalb streng nach ärztlicher Vorschrift eingenommen und nach einer gewissen Zeit allmählich (ausschleichend) wieder abgesetzt werden. Harmloser, aber auch wirkungsschwächer als chemische Präparate, sind entsprechende pflanzliche Mittel. Hier werden vor allem Zubereitungen aus Johanniskraut oder Kava-Kava zur Stimmungsaufhellung und Baldrian oder Melisse zur Beruhigung und Schlafförderung eingesetzt.

Nicht vergessen darf man dabei aber, daß all diese Arzneimittel lediglich die Symptome der Depression bekämpfen können, nicht aber ihre eigentlichen Ursachen. Hierfür sind noch weitere Maßnahmen notwendig.

Wann ist eine psychotherapeutische Behandlung sinnvoll?

Wer unter Ohrgeräuschen leidet, betrachtet diese Krankheit meist als Ursache allen Übels. Die Ohrgeräusche allein sind schuld daran, daß er nicht mehr schlafen, nicht mehr arbeiten, sich nicht mehr freuen, ja nicht mehr normal leben kann. Und deshalb sieht er auch nur das Problem Tinnitus, er fixiert sich regelrecht darauf. Und die Tatsache, daß dieses Problem nicht zu beseitigen ist, läßt ihn in Hoffnungslosigkeit, Verzweiflung und schließlich in Depressionen versinken. Mit dem Tinnitus scheint ihm sein Leben nicht mehr lebenswert zu sein.

Tatsächlich ist ein unaufhörlicher Tinnitus ein gravierender Belastungsfaktor für den Betroffenen. Doch der Tinnitus ist nicht der einzige Belastungsfaktor, mit dem er im Lauf seines Leben konfrontiert wird.

Eigentlich muß man sich jeden Tag mit einer Vielzahl von Belastungen auseinandersetzen, die einem mehr oder weniger zu schaffen machen. Man fühlt sich zum Beispiel von seiner Arbeit nicht ausgefüllt oder überfordert. Man ist arbeitslos oder hat Angst davor, es zu werden. Es gibt finanzielle Probleme. Man lebt in einer unbefriedigenden, konfliktgeladenen Partnerschaft. Oder hat Konflikte mit Familienangehörigen, Nachbarn, Arbeitskollegen, Freunden oder Bekannten. Und dazu kommen noch Tag für Tag die kleinen banalen Ärgernisse: Man verpaßt den Bus, steht im Stau, hat eine Autopanne, die Waschmaschine ist defekt, die Kinder stellen die Wohnung auf den Kopf und und und …

Wohl jeder hat sich mit derartigen Streßsituationen herumzuschlagen, und wohl jeder weiß auch, wie unterschiedlich gut man damit klarkommt. Es gibt Phasen, in denen man das alles locker lächelnd über sich ergehen lassen kann, während man an anderen Tagen schon bei der kleinsten Kleinigkeit aus der Haut fährt.

Verantwortlich dafür, wie gut man Schicksalsschläge, Anforderungen und alltägliche Ärgernisse überwindet, ist die seelische Widerstandskraft, die Belastbarkeit, über die zunächst jeder verfügt. Doch diese seelische Belastbarkeit hat Grenzen. Wann diese Grenze beim einzelnen erreicht oder überschritten wird, hängt einerseits natürlich vom Ausmaß der Belastungen ab, mit denen er fertigwerden muß. Aber ganz entscheidend hängt es auch davon ab, wie er mit diesen Belastungen umgeht.

Grundsätzlich reagiert der Körper auf eine belastende Situation immer mit einer Streßreaktion: Der Blutdruck steigt, die Muskeln werden angespannt, der Puls geht schneller – der Körper mobilisiert alle Energiereserven, um mit der vorhandenen Anforderung fertigzuwerden. Wenn das Problem dann gelöst oder bewältigt ist, folgt die Phase der Entspannung, die Körpervorgänge normalisieren sich wieder.

Doch sehr viele Menschen finden nicht in diese Phase der Entspannung zurück. Sie beschäftigen sich in Gedanken noch unaufhörlich weiter mit dem Problem, vor allem dann, wenn es für sie nicht zufriedenstellend gelaufen ist: wenn ihre Erwartungen dabei nicht erfüllt wurden oder wenn sie ihren eigenen Anforderungen nicht gerecht werden konnten. Wenn sie sich ihrer Meinung nach als nicht geschickt genug, nicht souverän genug, nicht gewieft genug, nicht tüchtig genug, nicht sorgfältig genug, nicht ordentlich genug, mit einem Wort: nicht perfekt genug erwiesen haben.

Und damit bleibt die Anspannung bestehen, auch nachdem das eigentliche Problem schon längst überstanden ist. Jetzt „streßt" man sich selbst mit seiner Wut, seiner Enttäuschung oder seinem Ärger über die eigene Unzulänglichkeit. Und bevor man das Problem bewältigen kann, stehen neue, oft auch wieder „selbstgemachte" Belastungen an: Um sich akzeptieren zu können, zwingt man sich zu noch mehr Leistung, stellt noch größere Anforderungen an sich selbst, will noch perfekter sein. Man kann immer weniger abschalten und steht demzufolge immer mehr unter Dauerstreß. Und diesem Dauerstreß können die seelischen (und körperlichen) Kräfte nicht unbegrenzt standhalten. Es kommt zu psychischen Reaktionen (Gereiztheit, Nervosität) und schließlich auch zu körperlichen Beschwerden: zum Beispiel zu Magengeschwüren, zu schmerzhaften Muskelverspannungen, zu Kreislaufstörungen oder eben auch zu Tinnitus.

Zwar ist bisher noch nicht eindeutig geklärt, inwieweit der Faktor Streß als Tinnitusauslöser in Frage kommt, aber es weist alles darauf hin, daß er eine sehr entscheidende Rolle dabei spielt. In jedem Fall ist es eine Tatsache, daß Tinnitus in sehr vielen Fällen während einer besonders streßbelasteten Lebenssituation auftritt oder dadurch verstärkt werden kann. Er kann demnach wohl doch mit ziemlicher Sicherheit als Streßfolgekrankheit angesehen werden.

Doch der Tinnitus gilt nicht nur als Folge von unbewältigtem Streß, er ist selbst ein zusätzlicher sehr massiver Streßauslöser. Für viele Betroffene ist er der sprichwörtliche „Tropfen, der das Faß zum Überlaufen bringt". Oder anders ausgedrückt: der Belastungsfaktor, der die an sich schon strapazierten Seelenkräfte endgültig überfordert und oft völlig erlahmen läßt. Man hat keine Belastbarkeitsreserven mehr, um sich diesem neuen Streß anpassen zu können. Und man hat in dieser Situation auch keine Reserven mehr, um irgendwelche weiteren Lebensbelastungen bewältigen zu können. Man fühlt sich sowohl seelisch als auch körperlich vollkommen am Ende.

Und in dieser „Sackgasse" braucht ein Betroffener mehr als nur Medikamente, die die Symptome seiner Depression bekämpfen. Gegen die Ohrgeräusche selbst gibt es ohnehin keine Pille. Und selbst wenn es sie gäbe: Auch damit würde man das Übel nicht an der Wurzel packen, sondern nur übertünchen.

Um das Übel an der Wurzel zu packen, ist es vor allem nötig, daß der Betroffene lernt, besser mit Streß umzugehen. Daß er lernt, gelassener zu reagieren, sein überhöhtes Leistungsstreben zurückzuschrauben, seine Schwächen zu akzeptieren und seine Bedürfnisse besser zu erkennen und wahrzunehmen. Nur so läßt sich sein seelisches Gleichgewicht allmählich wieder stabilisieren. Doch dieser Lernprozess ist alles andere als einfach. Schließlich müssen dabei viele der gewohnten Denk- und Verhaltensweisen aufgegeben beziehungsweise verändert werden. Und das schafft der Betroffene oft nicht aus eigener Kraft. Er braucht dazu fachkundige Anleitung und Kontrolle, er braucht die Hilfe eines Psychotherapeuten.

Eine Psychotherapie wäre eigentlich bei jeder psychosomatisch bedingten Krankheit angezeigt. Und beim chronischen Tinnitus, wo der Leidensdruck immer größer zu werden droht, ist sie oft die einzige Maßnahme, die eine dauerhafte Besserung der schlimmen Situation bewirken kann.

Warum hat man Vorurteile
gegen eine Psychotherapie?

„Am Anfang war mein Mann völlig entrüstet, als der Arzt ihm eine Psychotherapie vorgeschlagen hatte. ‚Ich habe Ohrgeräusche, aber deswegen bin ich doch nicht bekloppt, schimpfte er. Die sollen endlich was gegen meine Krankheit tun, anstatt mich mit ihrem Psychokram zu belabern!‘"

So ähnlich wie dieser Tinnituspatient reagieren wohl viele Menschen, wenn es um die Frage einer psychotherapeutischen Behandlung geht: Man weist eine derartige Idee entschieden von sich, ja man empfindet sie beinahe als Beleidigung. So etwas braucht man doch nicht, schließlich ist man ja nicht „verrückt". Man ist lediglich krank. Und wenn man krank ist, erwartet man vom Arzt, daß er einem mit gewohnten medizinischen Mitteln helfen kann. Mit Tabletten etwa, einer Spritze, oder notfalls auch mit einer Operation. All diese Dinge kennt und akzeptiert man.

Unter einer Psychotherapie kann man sich dagegen wenig vorstellen. Man hat nur eine vage Ahnung, daß man dort sein ganzes Seelenleben offenbaren muß, und davor scheut man sich, das „geht schließlich niemandem etwas an". Und außerdem sieht man auch überhaupt nicht ein, was das Ganze für einen Wert haben soll. Was soll dieses Psychogerede schon am Tinnitus ändern können? Und an der ganzen „beschissenen" Situation, in die einen dieser Tinnitus gebracht hat? Doch wohl gar nichts. Also braucht man auch keine Psychotherapie.

Doch die Zweifel an der Effektivität der Psychotherapie sind nicht der eigentliche Grund, weshalb man sie ablehnt. Noch schwerer wiegt das Gefühl, daß man sich ja schämen müßte, wenn man eine derartige Therapie bräuchte. Denn häufig setzt man die Psychotherapie mit der Psychiatrie, also der Behandlung von Geisteskrankheiten gleich. Und für geisteskrank will man ja nun wirklich nicht gehalten werden.

Doch auch wenn man weiß, daß die Psychotherapie nicht für Geisteskrankheiten, sondern für seelische Störungen zuständig ist, macht das die Sache für den Betroffenen nicht viel besser: Im Grunde gelten seelische Beschwerden bei uns genauso als Tabu.

Akzeptiert werden in unserer Gesellschaft nur körperliche Krankheiten und deren medizinische Behandlungsmethoden. Darüber spricht man, davon erzählt man bereitwillig, ja damit prahlt man mitunter sogar. Wer schon eine Gallen-, Herz- oder Schilddrüsenoperation durchgemacht hat, kann mit derartigen „Erlebnissen" immer wieder seine Zuhörer beeindrucken. Seelische Störungen dagegen werden schamhaft verschwiegen, so etwas ist nicht „salonfähig". Denn seelische Störungen bedeuten ja, daß man mit sich, mit seinem Leben, mit seiner Umwelt nicht mehr klarkommt, daß man nicht mehr so leistungsfähig und nicht mehr so lebenstüchtig ist, wie man es eigentlich sein sollte. Denn gerade Tüchtigkeit, Leistungsfähigkeit, ungestörtes „Funktionieren" sind in unserer technisierten Welt gefragt. Dafür wird man anerkannt. Wer sich dagegen „hängenläßt", ohne daß er dies mit einer körperlichen Krankheit begründen könnte, gilt als schwach, seine Situation wird ihm vielfach als persönliches Versagen, ja sogar als persönliche Schuld angelastet.

Dazu kommt, daß seelische Störungen sich oft auch in starken Emotionen äußern. Daß sie manchmal sogar dazu führen können, daß der Betroffene sich „nicht mehr in der Gewalt hat", daß er sich also völlig irrational und unangemessen verhält. Und ein derartiges Verhalten empfindet man als äußerst peinlich, ja sogar als anstößig. Jemand der „nicht Manns genug ist", sich „normal" zu benehmen, wird dafür verachtet.

Man braucht nur einmal zu vergleichen, wie unterschiedlich über körperliche und seelische Krankheiten gesprochen wird. Wenn man zum Beispiel über jemanden sagt: der ist zuckerkrank, dann ist das eine neutrale und wertfreie Aussage. Heißt es dagegen aber: der ist (seelisch) gestört oder neurotisch, dann kommt das einer völligen Abwertung, eigentlich schon fast einer Beschimpfung gleich.

Dabei hätte es eigentlich niemand nötig, sich derart herablassend über seelische Störungen zu äußern. Denn sie sind durchaus keine Seltenheit. Im Gegenteil: In unserer hektischen und oft auch unmenschlichen Welt sind sie sehr weit verbreitet. Eigentlich hat beinahe jeder irgendwann in irgendeiner Form damit zu tun. Doch aus Angst, dafür verachtet zu werden, gibt man seine seelischen Krisen nicht gerne zu, oft nicht einmal vor sich selbst. Man verdrängt und betäubt sie einfach solange, bis sie sich schließlich in Form von körperlichen Störungen ausdrücken. Bis man also Kopf-, Magen-, Rückenschmerzen, Herzstörungen oder Kreislaufprobleme bekommt. Und zu derartigen Beschwerden kann man sich dann bekennen, denn so etwas „darf" man haben. Man geht zum Arzt, läßt sich die passenden Pillen verschreiben, und die Sache scheint erledigt.

Nur beim Tinnitus funktioniert das nicht so einfach. Hiergegen gibt es (noch) kein Mittel, das die Symptome verschwinden läßt. Hier ist man gezwungen, sich tatsächlich mit der Krankheit auseinanderzusetzten und nach tiefergehenden Behandlungs- beziehungsweise Bewältigungsmethoden zu suchen. Und das ist vielleicht ganz gut so. Denn auf Dauer kann es fatale Folgen haben, wenn man psychische Probleme einfach ignorieren und ihre Krankheitsfolgen mit Medikamenten unterdrücken will. Die unbewältigten psychischen Ursachen schädigen den Körper immer weiter, bis die Auswirkungen irgendwann tatsächlich nicht mehr zu reparieren sind.

Wenn man als Tinnitusbetroffener also nicht nur medizinisch, sondern auch psychotherapeutisch behandelt werden sollte, hat das nichts mit Verrücktheit und Geisteskrankheit zu tun. Und es hat auch nichts damit zu tun, daß man selbst „nicht Manns genug ist", um sein Leben in den Griff zu bekommen. Die Psychotherapie soll lediglich helfen, den Streß, dem wir in unserer hektischen Zeit nun mal ausgesetzt sind, und speziell auch den Streß „Tinnitus", besser bewältigen zu lernen. Und sie soll uns klarmachen, wie selbstzerstörerisch wir uns oft verhalten und wie notwendig es ist, dieses Verhalten zu ändern. Eine Psychotherapie durchzuführen ist also absolut nichts, wofür man sich schämen müßte. Im Gegenteil: Eigentlich hätte man jede Menge Anerkennung verdient, wenn man den Kopf nicht länger in den Sand steckt, sondern seine Probleme aktiv angeht und in den Griff zu bekommen versucht.

Was ist Psychotherapie?

Psychotherapie ist die Anwendung psychologisch begründeter Methoden und Verfahren mit dem Ziel, bestimmte Erlebens- und Verhaltensweisen zu ändern. Oder anders ausgedrückt: Die Psychotherapie ist eine Krankheitsbehandlung auf seelischem Weg. Das heißt, es werden keine Medikamente eingesetzt, sondern nur auf die Seele wirkende Methoden. Damit können seelische Störungen, aber auch seelisch bedingte körperliche Beschwerden erfolgreich behandelt werden.

Es gibt sehr viele unterschiedliche Therapiemethoden, die der behandelnde Psychotherapeut je nach Art und Ursache der Störung einsetzen wird.

Im Vordergrund einer jeden Psychotherapie steht aber immer das Gespräch. Dabei ist eigentlich das Gespräch an sich schon Therapie: Der Betroffene kann seine innersten Nöte aussprechen, er wird ernstgenommen, und er erfährt Zuwendung. Allein das bewirkt oft schon eine seelische Entlastung. Das therapeutische Gespräch hat aber noch weitere Funktionen zu erfüllen. Es dient dazu, die Probleme des Patienten klar aufzudecken und entsprechende Lösungsmöglichkeiten auszuarbeiten.

Ziel einer Psychotherapie ist es, die seelische und damit auch die gesundheitliche Situation, ja die gesamte Lebensqualität des Patienten zu verbessern.

Für den Tinnitusbetroffenen heißt das konkret: Seine Ohrgeräusche werden zwar nicht beseitigt – aber sie werden erträglicher. Nicht von heute auf morgen und auch nicht nach zwei oder drei Therapiestunden, hier sollte man keine allzu unrealistischen Erwartungen hegen. Bis eine spürbare Besserung erzielt wird, ist in der Regel eine längere Behandlungsdauer mit regelmäßig aufeinanderfolgenden Therapiesitzungen erforderlich. Und vor allem ist es erforderlich, daß der Patient die richtige Einstellung zur Psychotherapie hat. Hier wird er nicht wie beim Arzt nur behandelt, hier muß er auch selbst handeln. Das heißt, er muß aktiv an seiner Therapie mitarbeiten. Häufig hat er richtiggehende „Hausaufgaben" zu erledigen: Selbstbeobachtungen anstellen und protokollieren zum Beispiel, bestimmte Übungen durchführen oder ganz allgemein, die während der Therapie gewonnenen Erkenntnisse im Alltag umzusetzen versuchen.

Eine Psychotherapie kann in Einzel- oder in Gruppensitzungen durchgeführt werden. Und zwar entweder ambulant bei einem ausgebildeten Psychotherapeuten oder stationär im Rahmen einer Kurmaßnahme.

Wie sieht die psychotherapeutische Behandlung beim Tinnitus aus?

Die ersten Therapiesitzungen dienen dazu, daß der Therapeut seinen Betroffenen und dessen Probleme möglichst genau kennenlernt. Zu diesem Zweck wird er viele Fragen stellen: über den Tinnitus an sich, aber auch über allgemeine Probleme, über die bestehende Lebenssituation, über die Lebenseinstellung und über den gesamten bisherigen Lebenslauf – von der Kindheit angefangen. Um eine brauchbare Diagnose stellen zu können, ist der Therapeut also darauf angewiesen, daß der Patient sich ihm völlig öffnet und ihm auch seine innersten Probleme, soweit sie ihm bewußt sind, anvertraut.

Nach dieser „Bestandsaufnahme" entscheidet der Therapeut dann, welche Therapiemethoden einzusetzen sind. Das ist natürlich individuell verschieden, doch im allgemeinen zielt die therapeutische Tinnitusbehandlung auf zwei Bereiche ab: Einerseits sollen dem Betroffenen Möglichkeiten gegeben werden, das Symptom Tinnitus selbst besser bewältigen zu können, seine Aufmerksamkeit also weniger stark darauf zu fixieren. Daneben sind in den meisten Fällen aber auch zusätzliche allgemeine Methoden zur besseren Lebens- oder Streßbewältigung nötig.

Konkret können folgende therapeutische Methoden angewandt werden:

Psychoanalyse

Die Psychoanalyse wurde entscheidend durch die Theorien des österreichischen Nervenarztes Sigmund Freud geprägt. Sie geht davon aus, daß seelische Störungen und Neurosen vor allem auf traumatische Erlebnisse in der frühkindlichen Entwicklung zurückgehen. Diese Konflikte wurden ins Unterbewußtsein verdrängt und können von dort als unkontrollierbare krankmachende Energie auf die menschliche Persönlichkeit einwirken. Ziel der Psychoananlyse ist es, diese verdrängten Konflikte mit Hilfe von Traumanalysen, Assoziationen oder Widerstandsanalysen aufzudecken. Erst wenn man sich bewußt damit auseinandersetzt, verlieren sie ihre zerstörerische Macht.

Die Psychoanalyse wird vor allem bei der Behandlung von Neurosen angewandt. In der Tinnitusbehandlung ist sie aber nur von untergeordneter Bedeutung. Denn meist ist es dort nicht notwendig, soweit in die Tiefe frühkindlichen Unterbewußtseins vorzudringen.

Verhaltenstherapie

Diese noch relativ junge Therapieform spielt dagegen eine zunehmende Rolle in der Psychotherapie, vor allem bei der Behandlung von psychosomatischen Krankheiten, wozu ja auch der Tinnitus gezählt werden kann.

Sie basiert auf der psychologischen Lerntheorie.

Demnach entwickelt sich menschliches Verhalten überwiegend durch Lernprozesse. Schon von klein an werden bestimmte Verhaltensweisen durch die Reaktion der Umwelt (zunächst der Eltern) verstärkt. Und genau diese Verhaltensweisen wird man sich allmählich angewöhnen. Wer zum Beispiel als Kind von seinen Eltern ausschließlich für braves und angepaßtes Verhalten gelobt wurde, wird auch noch als

Erwachsener dazu tendieren, daß er jedem alles recht machen möchte. Und wer erfahren hat, daß die Eltern vor allem auf Leistung Wert legten, wird als Erwachsener ein übersteigertes Leistungsverhalten entwickeln. Auch andere Verhaltensmuster, wie zum Beispiel die Angewohnheit, unangenehmen Dingen aus dem Weg zu gehen oder sich allzu passiv zu verhalten und sich ausschließlich von anderen bestimmen zu lassen, wurden auf ähnliche Weise „erlernt". Doch je ausgeprägter sich derartige Verhaltensweisen manifestieren, desto mehr engen sie den Betroffenen ein. Und allmählich schaden sie seiner seelischen und schließlich auch seiner körperlichen Gesundheit.

Ziel der Verhaltenstherapie ist es nun, derart problematisches Verhalten zu ändern. Zu diesem Zweck werden die individuellen Verhaltensweisen des Patienten in bestimmten Situationen analysiert. Und es wird vor allem analysiert, warum der Betroffene sich in der jeweiligen Situation auf die ihm eigene Art und Weise verhält. Das hängt nach verhaltenstherapeutischer Erkenntnis entscheidend davon ab, wie er die Situation erlebt, was er dabei fühlt, was er darüber denkt, wie er sie bewertet. Oder in der Fachsprache ausgedrückt: welche inneren Selbstgespräche er führt. Denn diese inneren Selbstgespräche entscheiden im Grund darüber, ob eine Problemsituation für den Betroffenen eine „Kleinigkeit" oder ob sie eine „Riesenkatastrophe" bedeutet.

Viele Streßsituationen lassen sich demnach „entschärfen", wenn man seine innere Einstellung dazu ändert, wenn man Dinge gelassen sehen kann, anstatt sie unangemessen überzubewerten. Und eine derartige Erlebens- und damit auch Verhaltensänderung will die Verhaltenstherapie bewirken. Dabei setzt sie gezielt an den Lebensbereichen an, die den

Betroffenen am meisten Streß bereiten. Wer selbstunsicher ist, lernt konkrete Strategien, um selbstsicherer zu werden, um seine Bedürfnisse anderen gegenüber besser zu vertreten.

Wer Probleme in der Partnerschaft hat, bekommt Wege aufgezeigt, wie sich Konflikte vermeiden und lösen lassen.

Wer unter bestimmten Ängsten leidet, erfährt Methoden, um diese oft lebenshemmenden Ängste zu besiegen.

Auch in der Tinnitusbehandlung sind derartige allgemein-verhaltenstherapeutische Ansätze meist nötig. Viele Tinnituspatienten sind sehr leistungsorientierte Menschen, die an sich selbst (und auch an ihre Mitmenschen) hohe Anforderungen stellen. Sie gewinnen ihr Selbstwertgefühl zum größten Teil nur aus ihren Leistungen. Und weil sie mit dem Tinnitus plötzlich weniger leistungsfähig sind, verlieren sie damit auch ihr Selbstbewußtsein. Ja sie verlieren eigentlich genau das, was bisher den Sinn ihres Lebens ausmachte. Und dieser Verlust verursacht dann ihre schweren Depressionen.

Hier muß die Verhaltenstherapie eine allgemeine Einstellungsänderung zu sich selbst und zum Leben anregen. Sie muß dem Betroffenen bewußt machen, daß er auch dann etwas „wert" ist, wenn er nicht mehr so uneingeschränkt und perfekt „funktioniert". Und sie muß ihm bewußt machen, daß es neben dem Leistungsstreben auch noch andere Dinge gibt, die das Leben sinnvoll ausfüllen können. Dinge, die auch mit dem Tinnitus noch möglich sind. Über diese Einstellungsänderung kann schließlich auch der Tinnitus selbst anders bewertet werden, er wird nicht mehr so sehr als „lebenszerstörende Katastrophe" betrachtet.

Psychodrama

Vor allem in der klinischen Therapie wird häufig das Psychodrama, also das Rollenspiel angewandt: Der Patient spielt emotionale Konfliktsituationen, die er erlebt oder erlebt hat, als Dialog mit einem Rollenpartner noch einmal durch. Dabei kann er sich mit seinen inneren Einstellungen bewußt auseinandersetzen, sie kritisch hinterfragen und möglicherweise Wege finden, wie er seine Probleme konstruktiver angehen kann. Das Rollenspiel wird häufig in der Gruppe mit anderen Betroffenen durchgeführt. Dabei übernehmen einzelne Gruppenmitglieder die Rollen der Personen oder der Dinge, die mit dem jeweiligen Konflikt in einem Zusammenhang stehen. Bei Tinnitusbetroffenen ist dies in erster Linie ihr Krankheitssymptom selbst, auf das sie wütend sind. Dieser Wut können sie nun Luft machen, indem sie mit dem Tinnitus, der ihnen als Rollenpartner gegenübersitzt, in einen direkten Dialog treten. Endlich können sie dem „Tinnitus" einmal alles ins Gesicht sagen, was sich an Agressionen in ihnen aufgestaut hat. Anschließend müssen sie sich dann aber auch mit den Argumenten des „Gegners" bewußt auseinandersetzen.

Eine besondere Form des Psychodramas wird in einigen Tinnituskliniken praktiziert. Dort wird der Patient angeleitet, seinen Dialog mit dem Tinnitus schriftlich in Form von Briefen und Antwortbriefen zu führen.

Gestaltungstherapie

Auch die Gestaltungstherapie ist eine Methode, die bei der Bewußtmachung und Bewältigung innerer Konflikte helfen soll. Sie kann in Einzel- oder Gruppentherapie durchgeführt werden. Der Patient erhält dabei die Möglichkeit, seine inneren Empfindungen in gemalten Bildern oder modellierten

Figuren auszudrücken. Beim Gestalten kann er seinen Empfindungen freien Lauf lassen. Er wird die Farben, Formen und Motive wählen, die seinen bewußten und auch unbewußten seelischen Zuständen entsprechen. Das Betrachten und Deuten der entstandenen Bilder bewirkt dann, daß er diese inneren Zustände klarer erkennt und sich demzufolge auch bewußter damit auseinandersetzen kann.

Bioenergetik

Grundlage dieser Therapie ist die Annahme, daß seelische Probleme den Fluß der Bioenergie blockieren können, was zu weitreichenden körperlichen Störungen führen kann. Ursache dieser Blockaden sind oft unterdrückte Emotionen. Viele Menschen verleugnen ihre Gefühle, sie gestehen sie nicht einmal sich selbst gegenüber ein. Nur in ihrer Körperhaltung drücken sie aus, was sie tatsächlich empfinden.

Der Bioenergetiker kann diese „Körpersprache" deuten. Er liest daran ab, wo die Blockaden des Patienten liegen und gibt Anleitungen, wie sie gezielt behoben werden können.

Progressive Muskelentspannung

Entspannungsmethoden sind wesentlicher Bestandteil in der psychotherapeutischen Tinnitusbehandlung. Sie können sowohl körperliche als auch seelische Anspannungen günstig beeinflussen. Zum einem lösen sie konkret die Muskelverspannungen, die als eine der Ursachen für die Ohrgeräusche vermutet werden. Zum anderen wirken sie auch streßlindernd, also seelisch entspannend. Und außerdem bewirken sie, daß die Aufmerksamkeit von den Ohrgeräuschen abgelenkt wird. Das kann vor allem abends vor dem Einschlafen sehr hilfreich für den Betroffenen sein.

Bei der progressiven Muskelentspannung übt man, alle willentlich beeinflußbaren Muskeln (das sind hauptsächlich die Skelettmuskeln, im Gegensatz zu den Muskeln, die die inneren Organe steuern) gezielt zu entspannen. Dabei geht man Schritt für Schritt vor. Nacheinander konzentriert sich der Patient auf bestimmte Muskeln bzw. Muskelgruppen des Körpers, also zum Beispiel auf Unterarm-, Oberarm-, Stirn- und Kaumuskeln, auf Schultern, Rücken, Bauch und Bein- muskulatur. Jeweils eine dieser Muskelgruppen muß nun zunächst bewußt einige Sekunden lang angespannt und dann gelockert werden. Auf diese Weise erlebt man sehr deutlich, wie sich der entspannte Zustand „anfühlt". Die progressive Muskelentspannung wird während der Thera- piestunden erlernt, sie muß aber auch zu Hause regelmäßig durchgeführt werden, damit der gewünschte Effekt erzielt werden kann. Ziel der Übungen ist es, daß man sich auch im Alltag, vor allem in Streßsituationen, an das Entspan- nungsgefühl „erinnert" und es dann jederzeit bewußt her- beiführen kann.

Biofeedback

Beim Biofeedback zeichnet ein elektronisches Gerät auf, wie sich bestimmte Körpervorgänge durch konzentrierte Ent- spannung beeinflussen lassen. Diese meßbaren Werte kön- nen zum Beispiel Blutdruck, Herzschlag, Puls, Atemfre- quenz, Gehirnströme oder Körpertemperatur sein. Der Pati- ent erfährt auf diese Weise sofort, wie effektiv seine Ent- spannungsversuche sind. Und er kann schließlich seine für ihn am besten wirkende Entspannungsmethode herausfin- den.

Autogenes Training

Das autogene Training wurde von dem Nervenarzt Johannes Heinrich Schultz entwickelt. Es basiert auf dem Prinzip der Selbsthypnose: Mit Hilfe der eigenen Vorstellungskraft kann man körperliche Funktionen und Empfindungen beeinflussen.

Die Grundübungen des Autogenen Trainings sind zunächst auf eine allgemeine Entspannung ausgerichtet. Nacheinander konzentriert man sich auf wichtige vegetative Funktionen und spricht sich dabei entsprechende Suggestionsformeln vor: Zunächst versucht man ein Schweregefühl, anschließend ein Wärmegefühl in Armen und Beinen zu erzeugen. Diese Empfindungen treten nach einiger Übung tatsächlich auf. Und zwar nicht nur in der „Einbildung" des Übenden. Sie sind vielmehr ein Zeichen, daß sich im Körper tatsächlich etwas verändert. Das Schweregefühl kommt zustande, wenn die Muskeln völlig entspannt sind, das Wärmegefühl durch verbesserte Durchblutung. Und gerade diese beiden Effekte Muskelentspannung und Durchblutungsförderung sind ja in der Tinnitusbehandlung äußerst wichtige Komponenten. Die weiteren autogenen Übungen zielen auf eine Regulierung der Atmung, der Herztätigkeit, auf eine Entspannung der Verdauungsorgane und schließlich auf einen „kühlen Kopf" ab. Insgesamt soll das vegetative Gleichgewicht, das bei Streß ja häufig gestört ist, wieder hergestellt werden.

Anschließend an diese Grundübungen kann man sich dann auch noch weitere Suggestionsformeln vorsprechen, die sich auf individuelle Probleme beziehen. Man kann damit zum Beispiel Selbstunsicherheit, Ängste und auch Süchte erfolgreich bezwingen. Tinnitusbetroffene können durch entsprechende Formeln (zum Beispiel „Ohrgeräusche ganz gleichgültig" oder „Lärm ganz gleichgültig) oft auch ihr spezielles Leiden reduzieren.

Voraussetzung für die Wirksamkeit des autogenen Trainings ist aber immer, daß es sorgfältig erlernt und regelmäßig geübt wird. Und zu Beginn ist oft auch sehr viel Geduld notwendig. Nicht jeder kann auf Anhieb die erwünschten Körperempfindungen erzeugen. Dann nützt es wenig, wenn man sich allzu krampfhaft darum bemüht. Im Gegenteil: Gerade eine starke Willensanstrengung kann den Effekt des autogenen Trainings verhindern. Mit Gelassenheit und konsequentem Üben kann diese hilfreiche Methode aber schließlich von jedem erlernt werden.

Hypnose

Die Hypnose wurde schon im Altertum zur Heilung von Krankheiten eingesetzt, ihre Wirksamkeit begründete sich damals aber eher auf religiöser Ebene. Seit etwa zweihundert Jahren befaßt sich auch die Wissenschaft mit dem Phänomen der Hypnose und konnte damit verblüffende Erfolge erzielen. Heute wird diese Heilmethode bei vielen psychosomatischen Beschwerdebildern zur Unterstützung der Verhaltenstherapie angewandt. Ihr Haupteinsatzgebiet sind die Behandlung chronischer Schmerzen und neuerdings auch die Tinnitustherapie.

Die Bezeichnung Hypnose geht auf Hypnos, den griechischen Gott des Schlafes zurück, denn der Patient wird dabei in einen schlafähnlichen Zustand versetzt. Um diesen Trancezustand herbeizuführen, können verschiedene Techniken angewandt werden. Zum Beispiel wiederholt der Therapeut mit monotoner Stimme immer wieder bestimmte Suggestionsformeln. Diese Suggestionen erreichen das Unterbewußtsein des Betroffenen und können von dort aus intensiv wirken. Die Suggestionsformeln sind individuell auf jeden einzelnen Patienten und seine speziellen Probleme zugeschnitten. Sie können auf bestimmte streßerzeugende Lebenseinstellungen, Selbstunsicherheiten und Ängste abzielen und notwendige Einstellungsänderungen unterstützen. Steht das Problem Tinnitus selbst im Vordergrund, bewirkt die Hypnose, daß das Ohrgeräusch anders, das heißt nicht mehr so störend erlebt wird.

Häufig werden die Suggestionen während der Therapiesitzungen auf Kassetten aufgenommen, die der Betroffene dann auch zu Hause regelmäßig anhören kann und sollte.

Wichtig ist, daß man keine überzogenen Erwartungen an diese Therapie stellt. Der Tinnitus wird nicht verschwunden sein, wenn man aus dem Trancezustand erwacht, wie viele Betroffenen sich das vielleicht wünschen. Nach konsequenter und wiederholter Anwendung der Hypnosetherapie kann das Tinnitussymptom aber mehr und mehr aus dem bewußten Wahrnehmungsbereich verdrängt werden, man kann es dann zumindest zeitenweise „überhören".

Wichtig für den Erfolg einer Hypnose ist außerdem, daß man das nötige Vertrauemn zum Therapeuten besitzt und bereit ist, sich seiner „suggestiven Macht auszuliefern". Wenn man sich innerlich gegen diese Therapieform sperrt oder umgekehrt allzuviel Willensstärke einsetzt, ist eine Hypnose dagegen nur schwer möglich.

Medidation

Es gibt verschiedene Formen der Meditation. Folgende hat sich im Zusammenhang mit Tinnitus besonders bewährt: Der Meditierende schließt die Augen, konzentriert sich auf bestimmte Begriffe und überläßt sich dann seinen inneren Bildern und Gedanken. Dabei löst er sich immer mehr von seinen Alltagsproblemen, er richtet seine Aufmerksamkeit in sein Inneres und kommt dabei zu tiefer Ruhe und Entspannung. Wer regelmäßig meditiert, sieht viele Dinge mit anderen Augen. Er wird lebensfroher, gelassener und selbstbewußter.

Erlernen kann man die Meditation in Gruppenkursen, die meist von Psychologen oder Psychotherapeuten durchgeführt werden.

Atemtherapie

Richtiges Atmen ist unerläßlich für ein körperliches und seelisches Gleichgewicht. Wie wir atmen, wird vom Gehirn gesteuert und ist je nach Situation unterschiedlich. In Schrecksekunden hält man unwillkürlich die Luft an, bei psychischer Übererregung atmet man oft zu schnell und zu flach. Dies alles ist normal und unbedenklich, solange sich die Atmung nach überstandenem Streß wieder normalisiert. Doch häufig ist das nicht der Fall. Viele Menschen stehen derart unter Dauerbelastung, daß sich die Streßatmung manifestiert: Es kommt dann zu einer dauerhaft falschen und eingeschränkten Atmung. Auf diese Weise wird der Körper nicht mehr ausreichend mit Sauerstoff versorgt, was allgemein zu einer Verminderung der Lebensenergie und damit zu vielfältigen körperlichen und seelischen Störungen führt. Eine Korrektur der Atemtechnik kann wesentlich zu einer Besserung all dieser Störungen beitragen, kann seelische Verkrampfungen und Blockaden lösen.

Richtig zu atmen muß man also oft regelrecht (wieder)-erlernen. Geschulte Atemtherapeuten geben hierzu die notwendigen Anleitungen.

Qui Gong

Das Qui Gong ist eine traditionelle chinesische Methode zur Steigerung der Lebensenergie (Qui oder auch Chi genannt). Diese Lebensenergie ist nach Ansicht der chinesischen Volksmedizin Vorraussetzung dafür, daß man arbeiten, essen, sich bewegen und denken kann, daß sämtliche physiologischen Vorgänge störungsfrei ablaufen. Das Qui hält uns also am Leben, es hält uns körperlich, seelisch und geistig gesund und vital. Gewonnen wird diese notwendige Lebensenergie aus dem Kosmos, durch die Atemluft und die Nahrung, die man zu sich nimmt. Das Qui Gong soll nun dazu beitragen, daß das Qui besser aufgenommen werden und ungehindert im Körper fließen kann. Um dies zu erreichen, werden körperliche Bewegungen langsam und fließend durchgeführt, mit bestimmten Atemtechniken verbunden und die Gedanken dabei ausschließlich auf den Vorgang der Energieaufnahme gelenkt.

Die Effektivität des Qui Gong konnte inzwischen auch wissenschaftlich nachgewiesen werden. Durch regelmäßiges Üben, so hat man festgestellt, verbessern sich die Atemfrequenz und die Schwingungen der Gehirnwellen deutlich. Durch die körperlichen Bewegungen werden Muskeln, Herz und Kreislauf gekräftigt, die meditiven Gedanken und Vorstellungen führen zu Entspannung und tiefer innerer Ruhe. Man ist weniger anfällig für Streß und streßbedingte Krankheiten.

Aus diesen Gründen gewinnt das Qui Gong auch in unserer westlichen Welt zunehmend an Bedeutung. Als sanfte Entspannungs- und Heilmethode wird es vor allem bei psychosomatischen Krankheiten und somit auch in der Tinnitusbehandlung eingesetzt.

In seinen Grundzügen ist das chinesische Qui Gong mit

anderen östlichen Medidationsformen, so zum Beispiel dem indischen Yoga, vergleichbar.

Klangtherapie

Musik hat heilende Wirkung, das ist wissenschaftlich erwiesen. Bewußtes Lauschen auf harmonische Klänge wirkt regulierend auf das vegetative Nervensystem, hat man festgestellt. Es kann entspannen, anregen, die Stimmung aufhellen, Ängste abbauen und entkrampfen. Seelische Blockaden werden gelöst, man wird selbstbewußter, lebensfroher und kommunikationsfähiger. Die Musiktherapie wird zur Behandlung vieler Krankheiten – von Depressionen bis hin zu schweren Körperverletzungen – zur Heilungsförderung eingesetzt.

In der Tinnitusbehandlung kommt der Klangtherapie eine besonders bedeutende Rolle zu. Hier wirkt die Musik nicht nur psychisch entspannend, sie hat auch maskierende Wirkung. Das Ohrgeräusch wird durch die Musik mehr oder weniger verdeckt. In jedem Fall wird es weniger deutlich wahrgenommen als bei völliger Stille. Das kann vor allem abends beim Einschlafen eine große Erleichterung zu sein. Ärzte und Psychologen empfehlen deshalb ihren Tinnituspatienten, regelmäßig zum Beispiel über einen Walkman leise Musik zu hören. So kommen sie zur Ruhe, werden von ihrem Leiden abgelenkt und verfallen nicht so leicht in schlafraubende Grübeleien.

Effektiver als einfaches Musikhören sind wohl die speziellen Klangtherapien, die inzwischen von verschiedenen Herstellerfirmen angeboten werden. Sie gehen auf die Theorien des französischen Arztes Tomatis zurück, der über das Gehör den gesamten Organismus zu beeinflussen versuchte. So arbeitete er mit elektronisch verfremdeten Stimmen und

121

Tönen, um psychische Leiden zu behandeln. Diese Theorien wurden in die Tinnitustherapie aufgenommen und weiterentwickelt. Inzwischen ist es möglich, die Musikverfremdung genau auf den individuellen Tinnitus abzustimmen. Lautstärke, Tonhöhe und Klangfarbe des Ohrgeräusches können in ein spezielles Musikabspielgerät einprogrammiert werden. Und genau in diesem Tonbereich wird die Musik dann lauter gespielt und verzerrt. Ziel dieser Therapie ist es, die Gehörwahrnehmung dahingehend zu trainieren, daß sie die störenden Mißklänge überhören lernt. Auf diese Weise soll auch der Tinnitus selbst als weniger störend wahrgenommen werden.

Bevorzugt werden für die Klangtherapie klassische Musikstücke verwendet. Wer diese Musik nicht mag, kann aber auch seine persönliche Lieblingsmusik hören, sofern sie genügend Frequenzen im Tinnitusbereich enthält.

Nähere Informationen über die unterschiedlichen Klangtherapien sowie Adressen der Herstellerfirmen sind über die Deutsche Tinnitus-Liga erhältlich.

Tinnitus-Retraining-Therapie

Diese noch relativ neue Therapie basiert größtenteils auf den Erkenntnissen des Londoner Psychologen und Tinnitusspezialisten Dr. Jonathan Hazell. Er betrachtet den Tinnitus weniger als Problem des Hörmechanismus als vielmehr der Hörwahrnehmung. Und die Hörwahrnehmung wird entscheidend von Gedanken und Gefühlen beeinflußt.

Nicht alles, was als Schall auf unser Ohr trifft, hören wir bewußt. Viele gewohnte Umgebungsgeräusche wie zum Beispiel Straßen- oder Maschinenlärm oder auch das bereits erwähnte Ticken eines Weckers nehmen wir normalerweise gar nicht mehr war. Unser Hörsystem ist in der Lage, unbedeutende Geräusche einfach herauszufiltern, sie also in die unbewußte Ebene zu bringen. Neue und bedeutende Geräusche können dagegen nicht nur wahrgenommen, sondern sogar massiv verstärkt werden, wenn sie mit entsprechend intensiven Gefühlen besetzt sind. Und genau das scheint beim Tinnitus der Fall zu sein, so die Grundlage von Hazells Theorie. Der Betroffene achtet auf den Tinnitus, er schenkt ihm Interesse, er macht sich viele Gedanken um ihn, er entwickelt starke negative Gefühle gegen ihn – und deshalb hört er ihn. Die Retraining- Therapie zielt nun darauf ab, dem Geräusch Tinnitus seine übermäßige Bedeutung zu nehmen und es damit allmählich wieder aus der bewußten Hörwahrnehmung hinauszudrängen.

Um dies zu erreichen, sind zunächst umfassende fachliche Informationen über Entstehung und medizinische Bedeutung des Tinnitus nötig. Wer vom Facharzt erfährt, daß der Tinnitus nicht auf eine schlimme Krankheit hinweist oder daß er nicht zur Taubheit führt, wird ihn als weniger bedrohlich empfinden und ihm demzufolge auch weniger (negative) Bedeutung beimessen. Wer erfährt, daß die medizinische Tinnitustherapie auch in vielen anderen Fällen erfolglos ist, braucht sich nicht darüber zu ärgern, daß bei ihm etwas versäumt wurde. Und wer nachts nicht schlafen kann, sollte nicht nur dem Tinnitus dafür die Schuld geben, sondern erkennen, daß auch andere Probleme dahinterstehen können. Grundsätzlich muß die innere Einstellung zum Tinnitus mit all ihren Sorgen und Ängsten, ihrem Ärger und ihrer hilflosen Wut kritisch hinterfragt werden. Dazu sind psychotherapeutische Beratungsgespräche und psychologische Techniken (wie bereits beschrieben) nötig.

Eine weitere konkrete Retraining-Methode ist zum Beispiel das bewußte Hinhören auf den Tinnitus, wenn man entspannt ist. In diesem Zustand kann man seine negativen Gefühle unter Kontrolle halten und damit die Wahrnehmungsintensität des Geräusches verringern. Hilfreich ist es auch, die negativen Assoziationen, die mit dem Tinnitus in Verbindung gebracht werden, zu verändern. Anstatt das Geräusch mit einer Kreissäge oder einer Sirene zu vergleichen, sollten positivere Vorstellungen (zum Beispiel aus der Natur) dazu gefunden werden. Unterstützend zur psychologischen Betreuung können in vielen Fällen auch technische Geräte wie Hörhilfen oder Geräuschgeneratoren eingesetzt werden. Auch sie führen, ebenso wie die bereits beschriebene Klangtherapie dazu, daß die Hörwahrnehmung umerzogen wird und sich weniger stark auf das Tinnitusgeräusch fixiert. Insgesamt ist der Vorgang des Retrainings, also der Gewöhnung an das Ohrgeräusch, ein langwieriger Prozeß, der vom Betroffenen Geduld und die Bereitschaft zur Mitarbeit erfordert. Doch solange der Tinnitus mit medizinischen Mitteln nicht zu beseitigen ist, ist das auf psychologischer Ebene herbeigeführte Retraining letztlich die einzige Möglichkeit, um auch mit dem Tinnitus ein erträgliches Leben führen zu können.

Was kann die Psychotherapie bewirken? – Ein Erfahrungsbericht

„Als mir mein Arzt eine Psychotherapie vorschlug, war ich zunächst sehr skeptisch. Mehr noch, ich war richtig sauer auf ihn und empfand seine Idee geradezu als beleidigend. Weil er nicht mehr weiter weiß, will er mich jetzt zum Seelendoktor abschieben, so dachte ich insgeheim. Als ob ich so etwas bräuchte. Ich hatte Ohrgeräusche, aber ich war doch nicht verrückt. Empört wechselte ich den, wie ich dachte, „unfähigen" Arzt, und suchte eine Reihe von Spezialisten auf. Doch keiner konnte meinen Tinnitus heilen, und allmählich wurde ich tatsächlich beinahe verrückt. Ich konnte keinen normalen Gedanken mehr fassen, ja kein normales Leben mehr führen. Ich haßte meinen Zustand, und ich haßte mich selbst, weil ich in diesen Zustand geraten war. Und in dieser schlimmen Situation wußte ich mir keinen anderen Ausweg, als es tatsächlich mit einer Psychotherapie zu versuchen. Skeptisch war ich immer noch, daß mir das Seelengerede etwas helfen könnte. Aber ich hatte nun schon so viel ausprobiert, warum nicht auch noch eine Psychotherapie?

An meine erste Therapiesitzung erinnere ich mich noch ganz genau. Ich war ziemlich angenehm überrascht, denn ich hatte mir etwas ganz anderes vorgestellt. In Fernsehfilmen hatte ich nämlich schon manchmal gesehen, daß die Psychotherapie hochdramatisch abläuft, daß der Therapeut seinen Patienten irgendwelche Komplexe einreden will, an die derjenige sich gar nicht mehr erinnert. Und daß der Patient diese Komplexe nur durch Schreien, Toben oder Herumschlagen auf Gegenständen, die zu irgendwelchen Personen erklärt werden, loswird. So etwas hatte mich immer abgestoßen. Doch mein Therapeut redete einfach mit mir. Er fragte mich nach meinem bisherigen und nach meinem jetzigen Leben, und er fragte mich nach meinem Tinnitus. Es tat mir unheimlich gut, mir einmal alles von der Seele zu reden, was mich bedrückte.

Ich hatte erst vor kurzem die Arbeitsstelle gewechselt, und in der neuen Firma fühlte ich mich alles andere als wohl. Nichts war so, wie man es mir bei der Einstellung geschildert hatte. Und manche Kollegen machten mir den Anfang besonders schwer. Doch ich war auf diesen Job angewiesen, denn nach dem Hausbau hatte ich auch finanzielle Probleme. Dazu kamen noch Probleme im privaten Bereich. Das alles wäre aber zu ertragen gewesen, wenn ich nicht diese schrecklichen Ohrgeräusche bekommen hätte. Mit dem Tinnitus wurde mein Leben schließlich unerträglich, meine Probleme wuchsen mir immer mehr über den Kopf, am liebsten wollte ich gar nicht mehr weiterleben.

Mein Therapeut hörte mir aufmerksam zu, und seine Zwischenfragen oder Kommentare bewiesen mir, daß er mich wirklich verstand. Anschließend entwickelte er mit mir gemeinsam Strategien, wie ich mein Leben wieder in den Griff bekommen konnte. Wichtigste Voraussetzung dafür war, so machte er mir klar, daß ich meine Probleme trennen und jedes für sich allein betrachten sollte. Denn dann wäre es viel überschaubarer und leichter lösbar als der gesamte Problemberg. Und für jedes Einzelproblem wurden dann Lösungswege entwickelt. Und zwar Lösungen, die sich nicht nur in der Theorie gut anhörten, sondern die ich allmählich auch umsetzen lernte. Ich lernte, im Job selbstbewußter für meine Rechte einzutreten und private Konflikte offener auszutragen. Und auch gegen mein (Haupt)-Problem, den Tinnitus, gab es Mittel, die Abhilfe brachten: Ich lernte Entspannungstechniken, und als besonders wohltuend empfand ich die Hypnose-Suggestionen.

Natürlich half das alles nicht von heute auf morgen, doch ganz allmählich merkte ich, wie es aufwärts ging. Und wie ich meine Lebensfreude zurückgewann. Die Ohrgeräusche habe ich immer noch, und manchmal quälen sie mich auch noch ganz schön. Aber ich fühle mich ihnen jetzt nicht mehr so hilflos ausgeliefert, weil ich weiß, wie ich dagegen angehen kann!"

Was bringt die Selbsthilfegruppe?

Seit 1986 besteht in Deutschland eine Selbsthilfeorganisation für die Tinnitusbetroffenen, die Deutsche-Tinnitus-Liga. Gegründet wurde sie von Hans Knör, der selbst an diese Krankheitserscheinung litt und leidet.

Die Deutsche Tinnitus-Liga hat es sich von Anfang an zur Aufgabe gemacht, die Betroffenen in ihrer schwierigen Situation zu unterstützen. Sie informiert über die Krankheit und über ihre Behandlungsmöglichkeiten, sie setzt sich für eine bessere Anerkennung im sozialpolitischen Bereich (Kranken-, Rentenversicherung usw.) ein, und sie regt die Bildung von regionalen Selbsthilfegruppen an. Inzwischen gibt es etwa 150 Tinnitus-Selbsthilfegruppen, die über das ganze Bundesgebiet verteilt sind.

Und diese Selbsthilfegruppe vor Ort ist für viele Tinnitusbetroffene eine sehr wichtige Anlaufstelle.

„Als ich bei meinem ersten Besuch in der Selbsthilfegruppe über meine Ohrgeräusche berichtete, reagierte man nicht mit hämischen, spöttischen oder feindseligen Kommentaren, wie ich das bisher so oft erlebt hatte. Sondern man hatte vollstes Verständnis für meine Lage. Jeder der dort Anwesenden hatte das gleiche durchgemacht, wie ich es gerade durchmachte. Und deshalb wußte jeder, wie mir zumute war. Das tat mir unheimlich gut!"

Dabei beschränkt sich die Selbsthilfegruppe keineswegs auf

„gemeinsames Jammern und Wehklagen", wie von Außenstehenden oft spöttisch behauptet wird.

Vielmehr können sich die Gruppenmitglieder gegenseitig mit wertvollen Informationen, Tips und eigenen Erfahrungen weiterhelfen. Oft werden auch wichtige Fachvorträge zu tinnitusbezogenen Themen abgehalten.

Der wichtigste Effekt der Selbsthilfegruppe ist aber, daß man aus seiner Isolation herauskommt, daß man durch den Kontakt zu anderen allmählich wieder neues Selbstbewußtsein und auch neuen Lebensmut aufbauen kann. Oft entstehen aus der Gruppe heraus persönliche Freundschaften, die das Leben bereichern können.

Sehr nützlich ist es, wenn auch Angehörige die Gruppentreffs besuchen. Denn auch sie können dort ihre Probleme und Erfahrungen austauschen, die sich aus dem Umgang mit der Krankheit immer wieder ergeben.

Gemeinsam aus der Krankheit lernen

Gesünder leben

Es kann lange dauern, und es kann viel therapeutische Arbeit dafür nötig sein, bis der Tinnitusbetroffene allmählich wieder aus seinem „schwarzen Loch" herauskommt. Doch irgendwann wird er das schaffen, und dann können auch Angehörige aufzuatmen beginnen:

„Endlich beginnt der Partner wieder zu leben, endlich interessiert er sich auch wieder für andere Dinge als nur für sein Leiden, endlich kann man wieder mit ihm lachen, mit ihm Pläne schmieden, mit ihm etwas unternehmen, endlich wird alles wieder so, wie es war."

Endlich wird alles wieder, wie es war: Darauf hoffen viele Angehörige, wenn der Partner allmählich lernt, seinen Tinnitus zu bewältigen. Die Krankheitserscheinung, die einem bisher soviel Kopfzerbrechen bereitet hat, rückt mehr und mehr in den Hintergrund, und nur allzu bereitwillig geht man wieder zur Tagesordnung über. Man lebt sein bisheriges Leben weiter, mit all seinen Gewohnheiten, aber auch mit all seinen Fehlern. Doch eines sollte man dabei als Angehöriger nicht vergessen: Auch wenn die Ohrgeräusche das Leben des Partners nicht mehr beherrschen – vorhanden sind sie immer noch. Und sie können sich durchaus wieder in den Vordergrund drängen, wenn der Betroffene nicht aufpaßt. Das heißt, wenn er nicht sorgsam genug mit sich, also mit seinem Körper und seiner Seele, umgeht. Viele Tinnitusbetroffene lernen es, ihr Leiden als persönliches Alarmsystem, als Mahnsignal zu verstehen. Es drängt sich immer dann wieder ins Bewußtsein, wenn sie (wie das auch häufig vor ihrer Erkrankung der Fall war) mit ihrer Gesundheit Raubbau betreiben.

Mit dem Tinnitus zu leben darf also nicht unbedingt heißen: weiterzuleben wie vorher. Um mit dem Tinnitus leben zu können, ist es vielmehr notwendig, sein Leben zu ändern, so die Erfahrung, die Tinnitusbetroffene bisher immer wieder gemacht haben. Unterstützen und teilen Sie als Angehöriger derart notwendige Veränderungen ihrer bisherigen Lebensweise: Versuchen Sie, gemeinsam mit dem Partner gesundheitsbewußter zu leben. Das ist unerläßlich, um den Tinnitus des Partners im Zaum zu halten. Und es ist auch unerläßlich, um weiteren Krankheiten vorzubeugen. Machen Sie sich immer wieder klar: Bisher hat Ihr Partner „nur" Tinnitus bekommen. Doch dieser Tinnitus ist das Symptom einer (wenn auch noch nicht eindeutig geklärten) gesundheitlichen Störung. Und jede gesundheitliche Störung ist eigentlich Ausdruck dafür, daß die komplizierten physiologischen Abläufe des Körper an irgendeiner Stelle aus dem Gleichgewicht geraten sind. Sie funktionieren nicht mehr richtig oder sind geschädigt, weil das gesamte „System" Körper und Seele nicht sorgfältig genug „gewartet" wurde. Mit anderen Worten, weil man in vieler Beziehung ungesund gelebt hat. Wenn man nun die körperlichen Warnsignale nicht ernst nimmt und seine gesundheitsschädliche Lebensweise beibehält, werden irgendwann neue, möglicherweise ernsthafte Krankheiten auftreten.

Werten Sie also den Tinnitus des Partners als Alarmsignal, um Ihre gemeinsame Lebensweise zu überprüfen. Und erkennen Sie gerade anhand dieser Erkrankung, daß der Medizin auch Grenzen gesetzt sind. Viele von uns gehen doch wohl deshalb so sorglos mit der eigenen Gesundheit um, weil sie darauf vertrauen, daß der Arzt schon wieder alles ins Lot bringen wird. Doch der Tinnitus ist ein Krankheitssymptom, das hier zum Umdenken zwingt: Nicht immer kann der Arzt „alles wieder ins Lot bringen!" Gesundheitliche Störungen oder deren Verschlimmerung kann man nur verhindern, wenn man sich selbst aktiv um eine gesunde Lebensweise bemüht. Konkret bedeutet das vor allem folgendes:

– Ernähren Sie sich vernünftig
Unsere Gesundheit und unser Wohlbefinden werden entscheidend davon beeinflußt, was, wie und wieviel wir essen. Wie eine gesunde Ernährung zusammengesetzt sein sollte, ist wissenschaftlich recht klar definiert. Anhand von Ernährungstabellen kann man sich genau informieren, welche Nährstoffe, welche Vitamine und Mineralien in welchen Mengen wir täglich zu uns nehmen sollten. Und in welchen Nahrungsmitteln dies jeweils enthalten ist. Allerdings gewinnt die Wissenschaft auch immer wieder neue, zum Teil völlig gegensätzliche Erkenntnisse. Während zum Beispiel Fleisch früher als beinahe unverzichtbarer Nähr- und Vitalstofflieferant empfohlen wurde, weiß man heute, daß zuviel davon krankmachen kann. Viele Ernährungsempfehlungen gehen sogar soweit, daß auf Fleisch am besten ganz verzichtet werden sollte. Ähnlich umstritten ist die Bedeutung von Milch für unseren Organismus. Für die einen gilt sie als unentbehrlicher Calciumlieferant, andere betrachten sie als überflüssig und unter Umständen sogar als schädlich.

Derart gegensätzliche Empfehlungen tragen natürlich dazu bei, Menschen in ihrem Ernährungsverhalten zu verunsichern. „Warum soll das plötzlich nicht mehr gesund sein, was früher als gesund galt", fragen Sie sich vielleicht. Oder gehören Sie eher zu den Menschen, die sich überhaupt nicht darum kümmern, was die Wissenschaft empfiehlt? Die essen, was sie wollen und soviel sie wollen.

Möglich, daß Sie sich damit instinktiv richtig ernähren, doch in den meisten Fällen ist das wohl nicht der Fall. Die meisten Menschen, so hat man festgestellt, essen zu viel, zu fett, zu süß oder zu salzig – und damit in jedem Fall ungesund.

Im Interesse der eigenen Gesundheit sollten Sie deshalb Ihren Speiseplan einmal überprüfen. Verschließen Sie sich nicht vor (neuen) ernährungswissenschaftlichen Erkenntnissen, sondern lassen Sie sich davon zu einer Ernährungsumstellung inspirieren, wenn es nötig ist. Natürlich können persönliche Geschmacksvorlieben beibehalten werden, doch die Ernährungsschwerpunkte müssen möglicherweise etwas anders gewichtet werden.

Generell wird empfohlen, weniger Fett, Fleisch und tierische Produkte zu essen. (Bei den Milchprodukten ist natürlicher Yoghurt am wenigsten umstritten. Er wird übereinstimmend als positiv bewertet.)

Außerdem sollten Zucker- und Weißmehlprodukte so weit wie möglich eingeschränkt werden. Setzen Sie statt dessen mehr Obst, Salat, Gemüse, Kartoffeln und Vollkornprodukte auf ihren Speiseplan. Auch Seefisch gilt als sehr gesund und sollte regelmäßig gegessen werden. Er soll vor allem sehr effektiv gegen Durchblutungs- bzw. Gefäßprobleme wirken, die ja auch beim Tinnitus als mögliche Ursachen vermutet werden.

Achten Sie bei allem, was Sie essen, darauf, ob es Ihnen auch bekommt. Eine Reihe von chronischen Gesundheitsstörungen, unter Umständen auch der Tinnitus, scheinen mit individuellen Nahrungsmittelunverträglichkeiten in Zusammenhang zu stehen. Diese versteckten „Allergien" sind nur sehr schwer herauszufinden, weil sie nicht spontan auftreten, sondern oft erst Tage nach dem Genuß des auslösenden Nahrungsmittels. Auch mit den üblichen Allergietests können sie nicht in jedem Fall aufgedeckt werden. Die einzig sichere Möglichkeit, einer Nahrungsmittelunverträglichkeit auf die Spur zu kommen, ist konsequente Selbstbeobachtung. Achten Sie darauf, wann Ihre körperlichen Symptome auftreten beziehungsweise schlimmer werden. Prüfen Sie, was Sie in den Tagen vorher gegessen haben. Wenn Sie ein bestimmtes Nahrungsmittel verdächtigen, sollten Sie es zunächst mindestens eine Woche lang weglassen. Fühlen Sie sich dabei wohler, könnte es tatsächlich dieses Nahrungsmittel sein, das Sie nicht vertragen. Um es genau zu wissen, sollten Sie es anschließend einige Tage lang bewußt essen und darauf achten, ob die Beschwerden wieder auftreten. Wenn ja, gilt das als Beweis für eine Unverträglichkeit. Ihre chronischen Gesundheitsprobleme lassen sich dann weitgehend bessern, wenn Sie das auslösende Nahrungsmittel konsequent meiden.

Doch nicht nur die Zusammensetzung der Nahrung spielt eine Rolle für Ihr Wohlbefinden, sondern auch die Menge. Vor allem wer zu Übergewicht neigt, sollte seine Nahrungsmenge reduzieren, denn Überernährung schadet der Gesundheit. Allerdings weiß wohl jeder Übergewichtige aus eigener Erfahrung, wie schwer dieser Ratschlag in die Tat umzusetzen ist. Sicher, ein paar Kilos abzunehmen ist für die meisten kein Problem. Doch was nützt es, wenn man ein paar Wochen lang Diät hält und dann weiterißt wie vorher? Das Gewicht steigt so schnell wieder an, wie es vorher reduziert wurde. Und diese Gewichtsschwankungen sind aus ärztlicher Sicht noch bedenklicher als das Übergewicht selbst. Nein, auf Dauer gesehen ist es viel effektiver, wenn Sie einfach Ihr natürliches Hunger- bzw. Sättigungsgefühl trainieren. Denn wenn das (wieder!) funktioniert, kann man Gewichtsprobleme am ehesten in den Griff bekommen.

Nehmen Sie Ihre Mahlzeiten immer in Ruhe ein, erledigen Sie nichts anderes nebenher, essen Sie langsam und kauen Sie ausgiebig.

Konzentrieren Sie sich auf das, was Sie essen. Erleben und genießen Sie bewußt den Geruch und Geschmack der Speisen. Essen Sie immer nur dann, wenn Sie auch wirklich Hunger haben, und hören Sie auf zu essen, wenn Sie satt sind. Überprüfen Sie einmal, wie oft Sie sich nicht an diese einfache Regel halten. Wie oft ißt man aus Höflichkeit, um den Gastgeber nicht zu enttäuschen. Oder man ißt, damit keine Reste zurückbleiben. Und sehr oft auch dann, wenn man traurig, müde, enttäuscht, gestreßt, gelangweilt oder frustriert ist. Machen Sie sich bewußt, in welchen Situationen Sie zum Essen neigen, und versuchen Sie dann gezielt, Ihr Verhalten diesbezüglich zu ändern.

Gehen Sie auch mit Genußmitteln vernünftig um. Inwieweit Nikotin, Alkohol oder Kaffee den Tinnitus beeinflussen können, ist zwar nicht eindeutig geklärt, in Einzelfällen konnte aber ein Zusammenhang als wahrscheinlich angenommen werden. Doch ob es nun den Tinnitus auslöst oder nicht: In jedem Fall ist Zigarettenrauchen gesundheitsschädlich. Es sollte unbedingt reduziert oder am besten ganz aufgegeben werden. Alkoholische Getränke und Kaffee sollten nur in geringen Mengen genossen werden.

Überprüfen Sie außerdem Ihren Medikamentenkonsum. Natürlich kann es sein, daß Sie bestimmte Medikamente, die Ihnen der Arzt verordnet hat, (regelmäßig) einnehmen müssen. Das soll hier auch nicht zur Debatte stehen. Doch wie oft greift man schon bei alltäglichen Beschwerden zu teilweise starken Medikamenten? Ob Schmerztablette, Grippemittel, Beruhigungspillen oder Schlaftabletten – in den meisten Fällen könnte man sich mit natürlichen Alternativen genausogut helfen. Denn darüber sollten Sie sich unbedingt im klaren sein: Jedes Medikament hat nicht nur die beabsichtigte Wirkung, sondern immer auch bestimmte Nebenwirkungen. Antibiotika zum Beispiel sollten nicht allzu unbedenklich eingenommen werden. Sie können neben anderen (zum Teil gravierenden) Risiken auch Tinnitus hervorrufen bzw. verstärken. Auch östrogenhaltige Arzneimittel (die „Pille") können unter Umständen mit den Ohrgeräuschen in einem Zusammenhang stehen. Wägen Sie also in jedem Fall sorgfältig ab, ob Sie (verzichtbare) Arzneimittel schlucken oder lieber darauf verzichten wollen.

– Bewegen Sie sich ausreichend

Regelmäßige körperliche Bewegung ist unerläßlich für unsere Gesundheit. Sie stärkt Muskeln, Sehnen und Bänder, regt Herz- und Kreislauf an, fördert die Durchblutung und wirkt außerdem regulierend auf das seelische Gleichgewicht. Doch wie sieht es mit Ihrer körperlichen Bewegung aus? Haben Sie einen Beruf oder zumindest ein Hobby, bei dem Sie sich ausreichend bewegen? Oder sitzen Sie den ganzen Tag am Schreibtisch, in Ihrer Freizeit vor dem Fernsehapparat und legen jede noch so kurze Wegstrecke mit dem Auto zurück? Viele Menschen leben auf diese Weise. Wenn das auch für Sie zutrifft, sollten Sie dringend etwas dagegen unternehmen: Treiben Sie möglichst regelmäßig Sport, allerdings ohne dabei zu übertreiben. Es sollte immer die Freude an sportlicher Betätigung und nicht die erzielte Leistung im Vordergrund stehen. Das gilt vor allem für den Tinnitusbetroffenen selbst. Besonders vorteilhaft sind Ausdauersportarten wie zum Beispiel Wandern, Schwimmen oder Radfahren. Und gerade diese Sportarten kann man auch sehr gut gemeinsam mit dem Partner, mit der Familie oder auch mit Freunden unternehmen.

Suchen Sie außerdem auch im Alltag nach Möglichkeiten, sich mehr zu bewegen. Lassen Sie öfter mal das Auto stehen und gehen Sie zu Fuß. Steigen Sie Treppen, anstatt Lift oder Rolltreppe zu benutzen. Machen Sie täglich ein paar Minuten Morgengymnastik. Und gewöhnen Sie sich an, abends noch ein paar Schritte spazierenzugehen. Das ist gleichzeitig eine hervorragende Einschlafhilfe.

– Meiden Sie Umweltgifte

Die zunehmende Schadstoffbelastung unserer Atemluft kann uns krank machen, das gilt mittlerweile als erwiesen. Auf die generelle Luftverschmutzung hat man natürlich nur wenig Einflußmöglichkeiten. Doch zumindest in den eigenen Wänden kann man einiges dazu beitragen, um Schadstoffe zu verringern. Verwenden Sie beim Einrichten oder Renovieren der Wohnung nur umweltfreundliche Ausstattungsmaterialien und Möbel. Verzichten Sie vor allem auf Holzschutzmittel in Innenräumen, auf lösemittelhaltige Farben, Lacke und Kleber sowie auf formaldehydhaltige Möbelstücke. Achten Sie beim Kauf jeweils auf die entsprechenden Prüf- bzw. Umweltsiegel. Wenn Sie in einer bereits eingerichteten Wohnung leben und dort überhöhte Schadstoffkonzentrationen vermuten, können Sie eine Wohngiftanalyse und wenn nötig bestimmte Sanierungsmaßnahmen durchführen lassen. Näheres dazu erfahren Sie von Umweltärzten, Gesundheitsämtern oder der Verbraucherberatung. Doch denken Sie daran: Der schlimmste Luftverschmutzer in der Wohnung ist Zigarettenrauch. Und davor schützt Sie nur ein generelles Rauchverbot, das für alle Familienmitglieder und Besucher gelten sollte. Auch neue Heimtextilien (Gardinen) und Kleidungsstücke sind oft sehr stark schadstoffbelastet und geben Giftstoffe in die Raumluft ab. Deshalb: grundsätzlich vor dem ersten Gebrauch (wenn nötig mehrmals!) waschen.

In jüngster Zeit wird auch immer häufiger auf die möglichen Gefahren von Elektrosmog hingewiesen. Vor allem im Schlafbereich könne sich eine derartige Elektrizität sehr negativ auswirken, heißt es, weil dadurch die notwengige Erholungsphase des Körpers beeinträchtigt wird. Auch wenn die letzten Beweise hierzu noch fehlen, sollte man sich doch vorsorglich davor schützen: Entfernen Sie alle elektrischen Geräte (Radiowecker, Heizkissen, mobiles Telefon) aus der Nähe ihrer Schlafstätten. Auch elektrische Leitungen oder Verlängerungskabel sollten sich nicht dort befinden. Notfalls kann der gesamte Stromkreis im Schlafzimmer während der Nacht mit einem Netzfreischalter ausgeschaltet werden.

Zufriedener leben

Mit Vollwertkost und Ökobewußtsein allein ist es aber nicht getan: Das Mahnsignal Tinnitus erfordert meist noch weitere Änderungen der bisherigen Lebensgewohnheiten. Nicht nur der Körper will sorgsamer behandelt werden, sondern auch die Seele. Gerade auf den jeweiligen Seelenzustand reagiert der Tinnitus besonders deutlich, wie die Betroffenen immer wieder erfahren.

„Wenn ich mich über etwas ärgere, wenn ich unzufrieden, genervt oder wütend bin, und wenn ich diese Gefühle dann auch noch unterdrücken muß und in mich hineinfresse – dann ist er sofort wieder da, der Tinnitus. Mit aller Macht überfällt er mich dann. Und ich habe Mühe, mit ihm zurechtkommen!"

Um mit dem Tinnitus leben zu können, muß man sich also bemühen, möglichst spannungsfrei und zufrieden zu leben. Und das ist gleichzeitig die wichtigste Gesundheitsvorsorge überhaupt, auch im Hinblick auf mögliche andere Krankheiten. Nur wer zufrieden lebt, lebt tatsächlich gesund!

Wie sieht es hier bei Ihnen aus? Versuchen Sie doch einmal, ehrlich Bilanz zu ziehen. Sind Sie zufrieden mit Ihrem Leben? Mit Ihrem Beruf? Mit Ihrem Privatleben? Mit Ihrer finanziellen Lage? Mit Ihrer Wohnsituation? Mit Ihrer Rolle im sozialen oder gesellschaftlichen Leben? Oder gibt es da irgendein ständiges Ärgernis? Eine Situation, die Sie stark belastet? Vielleicht sind es auch eher viele kleine Ärgernisse? Kleinigkeiten zwar, die Ihnen aber trotzdem das Leben schwer machen? Die Sie daran hindern, zufrieden zu leben?

Wenn das in irgendeiner Form für Sie zutrifft, wenn es in Ihrem Leben eine (oder mehrere) Quellen der Unzufriedenheit gibt, dann haben Sie drei Möglichkeiten, darauf zu reagieren: Entweder Sie ärgern sich einfach nur darüber und machen sich damit allmählich selbst kaputt. Oder Sie überlegen, was Sie an der Situation ändern, wie Sie das Ärgernis aus der Welt schaffen könnten. Manchmal reicht dafür eine offene Aussprache, manchmal sind gravierende, lebensverändernde Maßnahmen nötig, zum Beispiel ein Wechsel der Arbeitsstelle oder die Beendigung einer Beziehung. Doch nicht immer ist es möglich, die äußeren Umstände zu verändern. Und oft würde das auch gar nicht viel bewirken. Denn manchmal liegt die Ursache der ständigen Unzufriedenheit nicht in der äußeren Situation, sondern vielmehr in der inneren Lebenseinstellung. Die dritte Möglichkeit, um auf ärgerniserregende Situationen zu reagieren ist also, sich selbst zu ändern und die Dinge einfach gelassener zu nehmen.

Natürlich ist das alles leichter gesagt als getan. Doch Sie sollten es in Ihrem eigenen Interesse ganz intensiv versuchen. Nehmen Sie sich zunächst einmal die Zeit, gründlich über sich selbst und über Ihr Leben nachzudenken! Worüber sind Sie besonders unzufrieden? Warum ist das so? Haben Sie objektiv gesehen wirklich einen Grund für Ihre Unzufriedenheit? Oder ist es einfach eher so, daß Ihre eigenen persönlichen Erwartungen nicht so erfüllt werden, wie Sie sich das vorstellen. Gerade das ist eine sehr häufige Ursache von Frustration und Unzufriedenheit. Trifft das auch für Sie zu? Dann überprüfen Sie einmal, warum Ihre persönlichen Erwartungen so häufig enttäuscht werden. Erwarten

Sie zuviel vom Leben? Zuviel von sich selbst? Erwarten Sie, daß alles immer so ablaufen muß, wie Sie sich das vorstellen? Erwarten Sie, daß Sie selbst in allen Dingen perfekt sein müssen? Erwarten Sie, daß alle Menschen Sie immer anerkennen, bewundern und einer Meinung mit Ihnen sind? Wenn ja, dann sollten Sie sich eindringlich klarmachen, daß derartige Erwartungen absolut unrealistisch sind. Niemand kann immer perfekt sein, niemand erntet von anderen immer nur ungeteilte Zustimmung, und niemand wird vom Leben nur verwöhnt. Jeder hat gute und schlechte Tage zu bestehen, jeder erlebt Erfolge und Mißerfolge, jeder hat Stärken und Schwächen, und jeder sammelt im Lauf seines Lebens positive aber auch negative Erfahrungen. Der Unterschied besteht nur darin, wie man mit diesen wechselnden Lebenssituationen umgeht. Der unzufriedene Mensch übersieht alles Positive und nimmt nur das Negative wahr. Kein Wunder, daß er damit sein Leben als nicht sehr angenehm empfindet, obwohl es ihm objektiv gesehen gar nicht so schlecht geht.

Der Lebenskünstler dagegen konzentriert sich auf das Positive im Leben. Daran freut er sich, das genießt er. Und diese Lebensfreude hilft ihm auch dabei, mit negativen Situationen viel leichter fertigzuwerden.

Versuchen auch Sie, ein bißchen mehr Lebenskünstler zu werden. Sehen Sie an einer Rose eher die Schönheit ihrer Blüte als die verletzenden Dornen. Lenken Sie Ihre Aufmerksamkeit also auf das, was Anlaß zur Freude bereitet, anstatt sich immer nur auf die kleinen und großen Ärgernisse zu fixieren. Versuchen Sie, jeder Lebenssituation das beste abzugewinnen.

Trainieren Sie Lebensfreude und Zufriedenheit, indem Sie sich einmal all Ihre überzogenen Erwartungen bewußt machen und diese dann immer wieder gezielt auf ein realistisches Maß zurückschrauben.

Besonders unrealistische Erwartungen hegt man oft in bezug auf sich selbst. Viele Menschen sind nur dann mit sich selbst zufrieden, wenn sie alles perfekt meistern. Sie neigen deshalb dazu, sich permanent selbst unter Druck zu setzen, immer noch mehr von sich zu verlangen. Und wenn sie diese selbstgestellten Forderungen dann nicht erfüllen können, ärgern sie sich über ihre eigene „Unzulänglichkeit". Ergeht es Ihnen auch manchmal so? Dann versuchen Sie einfach, etwas nachsichtiger mit sich selbst umzugehen. Gestehen Sie sich zu, daß Sie auch Fehler und Schwächen haben (die hat jeder Mensch), und kritisieren Sie sich nicht ständig deswegen selbst. Nehmen Sie sich so an, wie Sie sind, erkennen Sie Ihre persönlichen Leistungsgrenzen und akzeptieren Sie diese. Freuen Sie sich über das, was Sie innerhalb dieser Grenzen zu leisten fähig sind. Messen Sie sich nicht ständig an anderen. Es wird immer jemanden geben, der Ihnen in irgendeiner Hinsicht überlegen ist, und das wird Sie in Ihrer Selbstunzufriedenheit nur bestärken. Konzentrieren Sie sich stattdessen lieber auf sich selbst. Machen Sie sich Ihre persönlichen Stärken und positiven Eigenschaften bewußt. Und schöpfen Sie daraus Ihr Selbstwertgefühl und Ihre Selbstzufriedenheit. Nur wenn Sie es schaffen, mit sich selbst zufrieden zu sein, können Sie auch zufrieden leben.

Eine chronische Gesundheitsstörung wie der Tinnitus setzt natürlich besonders deutliche Leistungsgrenzen. Der Betroffene ist nicht mehr so fit wie vorher, er muß in vieler Hinsicht zurückstecken, muß „kürzer treten", wie es so schön heißt. Und gerade damit müssen viele Lebensinhalte neu definiert werden. Denn vieles, was man vorher angestrebt hat, ist jetzt nicht mehr so leicht möglich. Doch überlegen Sie einmal gemeinsam, ob das unbedingt ein Nachteil ist? Was war Ihnen denn bisher das Wichtigste im Leben? Wonach haben Sie gestrebt? Meist sind es doch vor allem äußere „Werte", die heute gefragt sind: Reichtum, Erfolg, Macht, Ansehen, Prestige. Wofür sonst sollte man sich über die Maßen abrackern? Man will es „zu etwas bringen" im Leben, das gilt wohl als wichtigster Wert. Doch ist man dabei auch glücklich und zufrieden? Ist man dabei noch man selbst? Die tinnitusbedingte Lebenskrise bietet hier eine Chance, viele Dinge anders zu sehen. Man erkennt vielleicht, daß es nicht nur darum gehen sollte, immer noch mehr zu erreichen, mehr zu besitzen, mehr zu gelten. Zumindest sollte man dabei seine persönlichen Bedürfnisse nicht völlig außer acht lassen. Befreien Sie sich von bisherigen Zwängen, und achten Sie mehr auf das, was Sie selbst wollen. Tun Sie manchmal einfach das, wozu Sie spontan Lust haben, anstatt auch Ihre Freizeit noch nach festgefügten Regeln und Verpflichtungen zu verplanen. Genießen Sie es, einmal nur mit sich selbst allein zu sein, Ihre Seele baumeln zu lassen, oder genießen Sie es, neue Hobbys auszuprobieren, kreativ zu sein, neue Seiten an sich selbst zu entfalten. Genießen Sie es, sich in der Natur aufzuhalten und einmal bewußt alle Eindrücke mit allen Sinnen wahrzunehmen. Genießen Sie ein gutes Gespräch mit guten Freunden. Und: Genießen Sie das vertraute Zusammensein mit der Familie und mit dem Partner.

Bewußter miteinander leben

Das Wohlbefinden eines Menschen hängt ganz entscheidend auch davon ab, wie gut er mit seinen Mitmenschen zurechtkommt: mit seinen Arbeitskollegen, Nachbarn, Bekannten, Freunden, mit den Familienangehörigen und natürlich mit dem (Ehe)-partner. Gerade die Qualität der Partnerbeziehung spielt hierbei wohl die wichtigste Rolle, denn Ehe und Partnerschaft machen einen wesentlichen Bestandteil unseres Lebens aus. Eine liebevolle, intensive Partnerschaft ist eine wichtige (vielleicht sogar die wichtigste) Voraussetzung für Lebensglück und Zufriedenheit. Und damit auch für die Gesundheit. Wird die Partnerschaft dagegen als sehr negativ erlebt, besteht sie überwiegend aus Streit, Enttäuschung und gegenseitigem Verletztwerden, so kann dies das gesamte Leben der Betroffenen massiv belasten. Und eine anhaltende Lebensbelastung bedeutet in jedem Fall Streß und führt damit, wie bereits erläutert zu streßbedingten Krankheiten.

Auch der Tinnitus Ihres Partners wurde möglicherweise durch schwerwiegende Probleme in Ihrer gegenseitigen Beziehung ausgelöst. Oder er wird dadurch immer wieder neu entfacht, auch wenn Sie ihn zwischenzeitlich schon als bewältigt geglaubt hatten. Der Tinnitus wirkt also auch hier als Mahnsignal. Er zwingt dazu, daß man besser miteinander auszukommen und glücklicher miteinander zu leben versucht.

Doch wie kann man das konkret erreichen? Wie läßt sich eine Partnerbeziehung verbessern?

Erste Voraussetzung ist, daß man überhaupt den Wunsch hat und die Notwendigkeit einsieht, etwas verbessern zu müssen. Denn viele Beziehungen wirken auf den ersten Blick durchaus harmonisch. Es gibt keinen Streit, keine dramatischen Auseinandersetzungen, eigentlich kein unfreundliches Wort. Aber es gibt auch keine Gemeinsamkeiten, kein gegenseitiges Interesse (mehr). Die Partner leben nebeneinander in einem Haushalt, doch sie leben eigentlich nicht miteinander. Ihre Partnerschaft ist für sie etwas Selbstverständliches, Gewohntes, Bequemes, Alltägliches. Aber nichts, das sie wirklich glücklich macht, das ihnen wirklich Erfüllung bringt. Erfüllung suchen sie dann statt dessen in anderen Lebensbereichen: in ihrer Arbeit, ihren Hobbis oder im Gemeinschaftsleben. Und im allgemeinen haben sie sich mit diesem Zustand abgefunden, sie scheinen dabei nichts zu vermissen. Nur unbewußt fühlen sie vielleicht, daß „irgendetwas" in ihrem Leben fehlt. Dieses unbewußte Mißbehagen kann aber unter Umständen so stark wirken, daß es schließlich krank macht. Eine chronische Krankheitserscheinung wie der Tinnitus sollte deshalb unbedingt ein Anlaß sein, die Partnerbeziehung kritisch zu überdenken. Beurteilen Sie Ihre Partnerschaft einmal nach folgenden Aspekten:

Wie lebendig ist die Partnerbeziehung?
Wie sehr interessieren sich die Partner füreinander, für ihre gegenseitige Arbeit, ihre Alltagserlebnisse, aber auch für ihre Probleme, ihre Gedanken, ihre innersten Gefühle?
Wie vertraut können sie miteinander sprechen?
Wie gut können sie sich gegenseitig trösten und ermutigen?

Wie wertvoll sind sie sich gegenseitig?
Wie groß ist ihr Wunsch nach seelischer und nach körperlicher Nähe?

All diese Punkte charakterisieren eine glückliche, intensive
Beziehung. Eine Beziehung, wie jedes Paar sie anstreben
sollte. Nehmen Sie eine schlechte oder mittelmäßige Ge-
wohnheits-Partnerschaft nicht als gegeben hin. Sondern
bemühen Sie sich um Verbesserung, „arbeiten" Sie an Ihrer
Beziehung. Kehren Sie nicht „um des lieben Friedens willen"
all das unter den Teppich, was zwischen Ihnen steht. Versuchen Sie statt dessen, Konfliktpunkte aufzudecken und gemeinsam zu lösen. Doch gerade das ist wohl das Schwierige
zwischen zwei Menschen: mit ihren Konflikten so umzugehen, daß sie zu einer Einigung und nicht zum Zerwürfnis
führen. Wie das zu bewerkstelligen ist, dazu geben Partner-
therapeuten konkrete Anleitungen.

– Zunächst sollten Sie vor allem den einen Fehler vermeiden: Suchen Sie nicht nur nach den Punkten, die der Partner
Ihrer Meinung nach anders machen müßte. Denken Sie
nicht: „Er müßte weniger arbeiten und mehr Zeit für mich
haben, dann wäre ich zufrieden. Und dann gäbe es keinen
Anlaß, dauernd böse aufeinander zu sein!" So gerne Sie
Ihren Partner ändern würden: Machen Sie sich klar, daß Sie
das nicht können. Was Sie ändern können, ist dagegen Ihr
eigenes Verhalten. Und Sie werden sehen: Wenn Sie sich in
irgendeinem Punkt anders verhalten, wird Ihr Partner auch
anders darauf reagieren. Denn das Partnerverhalten bedingt
sich gegenseitig. Sie denken zum Beispiel vielleicht: Ich bin
nur deshalb unfreundlich zu ihm, weil er nie Zeit für mich
hat. Ihr Partner dagegen denkt möglicherweise: Solange ich

nicht bei Ihr zu Hause bin, muß ich mir wenigstens ihre ständige Nörgelei nicht anhören …

Es besteht also eine Wechselbeziehung zwischen dem beiderseitigen Verhalten. Und wenn einer anfängt, sich positiver zu verhalten, wird der andere allmählich auch positiver darauf reagieren.

– Vermeiden Sie auch einen weiteren sehr häufigen Fehler: Denken Sie nicht, daß Ihr Partner Gedanken lesen kann, daß er also immer von sich aus weiß, was Sie möchten. Viele Partner setzen das insgeheim voraus. „Er (oder sie) müßte doch merken, daß ich jetzt mit ihm reden, daß ich heute meine Ruhe, daß ich gern dorthingehen würde und so weiter. Wie oft hegt man derartige Gedanken und ärgert sich dann insgeheim über den Partner, daß er nicht auf diese Wünsche reagiert. Geht es Ihnen manchmal auch so? Dann sollten Sie sich klarmachen, daß Ihr Partner von derlei unausgesprochenen Wünschen wahrscheinlich gar keine Ahnung hat. Wie sollte er auch? Um dem anderen klarzumachen, was Sie möchten, gibt es nur einen Weg: ihm das klar und deutlich zu sagen. Gewöhnen Sie sich also an, ihre Wünsche zu äußern und nicht darauf zu warten, daß der Partner sie erraten wird.

– Seien Sie sich aber darüber im klaren, daß Ihr Partner auch dann nicht alle ihre Wünsche erfüllen wird, wenn er sie kennt. Denn möglicherweise hat er im selben Moment genau die entgegengesetzten Wünsche. In jeder Partnerschaft gibt es unterschiedliche Interessen, Bedürfnisse und Meinungen. Und deshalb gibt es auch immer wieder Konflikte, Auseinandersetzungen und Streit. Gehen Sie einer notwenigen Auseinandersetzung nicht aus dem Weg. Denken Sie nicht, daß Streit Ihrer Partnerschaft schadet. Im Gegenteil: Ein Streitgespräch soll vielmehr den Konflikt klären. Doch dafür ist es notwendig, daß Sie lernen, „richtig" zu streiten.

Beobachten Sie sich einmal, weshalb und wie Sie mit Ihrem Partner streiten. Zunächst einmal weshalb: Sie sind in irgendeinem Punkt nicht mit ihm einverstanden und wollen ihm das klarmachen? Wie gehen Sie dabei vor? Sie machen Ihrem Partner die strittige Angelegenheit zum Vorwurf, Sie wollen ihm Ihre Meinung dazu aufzwingen, weil Sie finden, daß Sie recht haben, Sie wollen Ihren Partner erziehen und beherrschen und – wenn das Wortgefecht immer hitziger wird – wollen Sie ihn vielleicht sogar bewußt verletzen. Als Revanche, weil Sie sich auch von ihm verletzt fühlen. So ein Streitgespräch kann tatsächlich der Partnerschaft schaden. Denn es führt zu keiner für beide Seiten befriedigenden Einigung, sondern entfernt die Partner nur noch weiter voneinander. Und auch wenn Sie sich irgendwann wieder versöhnen: Ein Stachel bleibt zurück. Und auch der Konfliktpunkt bleibt bestehen und vergiftet weiterhin die Atmosphäre.

Ein konstruktives Streitgespräch muß deshalb anders ablaufen. Zunächst sollten Sie schon einmal den richtigen Zeitpunkt dafür wählen. Sprechen Sie nicht gerade dann einen Konflikt an, wenn Sie oder Ihr Partner besonders angespannt sind oder unter Zeitdruck stehen. Warten Sie besser damit, bis beide Zeit und Ruhe dafür haben. Versuchen Sie dann, Ihr Anliegen so klar wie möglich zu formulieren. Und zwar nicht in Form einer sogenannten Du-Botschaft, sondern immer als Ich-Botschaft. Sagen Sie also nicht: „Du hast nur noch deine Arbeit im Kopf, um mich kümmerst du dich überhaupt nicht mehr." Mit einer derartigen Botschaft

151

klagen Sie Ihren Partner an, er wird dadurch in die Defensive gedrängt, das heißt er muß sich rechtfertigen, anstatt wirklich auf Ihre Botschaft eingehen zu können. Sie werten das dann als neuerlichen Beweis, daß er ja gar nicht auf Sie eingehen will, er sieht sich darin bestätigt, daß Sie ständig nur „nörgeln!"

Die Ich-Botschaft dagegen bietet eine sehr viel bessere Gesprächsbasis. In unserem Beispiel würde Sie etwa so lauten: „Ich fühle mich ziemlich einsam, wenn ich den ganzen Abend allein bin. Ich wünschte, wir könnten wieder mehr Zeit miteinander verbringen!" Damit drückt man dann genau das aus, was einen wirklich bewegt, nämlich der Wunsch nach mehr Zweisamkeit. Und auf eine derartige Botschaft wird der Partner anders reagieren können als auf einen Vorwurf.

Praktizieren Sie diesen neuen Streit-Stil so oft wie möglich. Er wird Ihnen dabei helfen, viele Konflikte besser zu lösen.

– Wenn Sie es allmählich schaffen, besser miteinander klarzukommen, dann nehmen Sie das nicht für selbstverständlich. Erkennen Sie Ihre gegenseitigen Bemühungen an und sprechen Sie dies auch so oft wie möglich aus. Sagen Sie zum Beispiel: Ich bin froh, daß du wieder mehr Zeit für mich hast. Oder umgekehrt: Ich freue mich, daß du Verständnis hast, wenn ich länger arbeiten muß.

Mit gegenseitigem Lob werden Sie vielmehr erreichen als vorher mit gegenseitiger Kritik.

– Und wenn es einmal nicht so gut läuft in Ihrer Partnerschaft, dann resignieren Sie nicht. Denken Sie daran: Niemand ist perfekt, am allerwenigsten im Umgang miteinan-

der. Verzeihen Sie sich selbst und gegenseitig ihre „Fehler,"
und geben Sie Ihre Bemühungen nicht auf. Bleiben Sie im
Gespräch miteinander, und versuchen Sie weiterhin, sich gegenseitig besser kennenzulernen und besser zu verstehen.
Mit einer derartigen Einstellung gelingt es Ihnen dann auch
nach einer Krise, wieder zueinanderzufinden. Und damit
können beide Partner nur gewinnen. Denn gemeinsam ist
man nun mal stärker. Gemeinsam läßt sich das Leben besser meistern, gemeinsam lassen sich Probleme leichter bewältigen. Gemeinsam läßt sich schließlich auch ein Tinnitus ertragen.

Literatur

Tinnitus-Forum 1992 bis 1996 (Vierteljährlich erscheinende
  Mitgliederzeitung der deutschen Tinnitus-Liga)
Gerhard Goebel, Ohrgeräusche, Quintessenz Verlag
Dietmar Juli / Maren Engelbrecht-Greve, Streßverhalten
  ändern lernen, Rowohlt Verlag
Rudolf Köster, Im Gleichgewicht bleiben, Herder Verlag
Dorothy Corkille Briggs, Selbstvertrauen wirkt Wunder,
  Herder Verlag
Antonia und Theo Schoenaker, Die neue Partnerschaft,
  Goldmann Verlag

Leben in Beziehungen

Rosmarie Welter-Enderlin
Deine Liebe ist nicht meine Liebe
Partnerprobleme und Lösungsmodelle aus systemischer Sicht
ca. 192 Seiten, gebunden
ISBN 3-451-26045-X

Wie die systemische Therapie hilft, wenn es in der Partnerschaft kriselt.

Prisca Gloor Maung
Mediation – Wie wir uns einigen, wenn wir uns trennen
Ein Scheidungsratgeber
176 Seiten, Klapppenbroschur
ISBN 3-451-23959-0

Scheidung muß nicht schmerzvoll sein. Die Mediation leistet auf sanfte Weise psychologischen und juristischen Beistand.

Lenz/Osterhold/Ellerbracht
Erstarrte Beziehung – Heilendes Chaos
224 Seiten, Paperback
ISBN 3-451-23756-3

Einführung in die systemische Paartherapie und -beratung.

Die bewährte Alternative in der Paartherapie: Die systemische Therapie ordnet und heilt – durch wohldosiertes Chaos.

Verlag Herder Freiburg · Basel · Wien

Ernst A. Stadter
Ich will dir sagen, was ich fühle
Wie Beziehungen gelingen
256 Seiten, Klappenbroschur
ISBN 3-451-23899-3

Unbewußte Tarnmechanismen in der Beziehung erkennen und überwinden.

Andreas Hamburger
Wenn Paare sich im Traum begegnen
Paarträume – Die verborgenen Seiten der Partnerschaft
160 Seiten, Paperback
ISBN 3-451-23573-0

Wenn Partner die Sprache ihrer Träume verstehen, gestalten sie das Zusammenleben vertrauter und farbiger.

Wolf Jordan
Die Eifersuchtsfalle
Neues Vertrauen und Selbstsicherheit finden
160 Seiten, Klappenbroschur
ISBN 3-451-23571-4

Wie man Eifersucht verstehen und bewältigen kann.

Ernst A. Stadter
Wenn du wüßtest, was ich fühle...
Einführung in die Beziehungstherapie
356 Seiten, gebunden
ISBN 3-451-22585-9

Eine Therapieform von ebenso grundsätzlicher Bedeutung wie die Transaktionsanalyse, die Logotherapie und die Gesalttherapie und zugleich ein praktisches partnerschaftliches Lernprogramm.

Verlag Herder Freiburg · Basel · Wien

Uwe Böschemeyer
Dein Unbewußtes weiß mehr als du denkst
Imagination als Weg zum Sinn
160 Seiten, Klappenbroschur
ISBN 3-451-26119-7

Santuzza Lischi-Coradeschi
Ich war Komplizin meiner Angst
Tagebuch einer Depression
256 Seiten, gebunden mit Schutzumschlag
ISBN 3-451-23142-5

Verena Kast
Vom Sinn der Angst
Wie Ängste sich festsetzen und wie sie sich verwandeln lassen
224 Seiten, Klappenbroschur
ISBN 3-451-26151-0

Gerhard Zarbock
Heilen durch Erfahrung
Einführung in die integrative Verhaltenstherapie – Grundlagen
und Anwendungen
160 Seiten, Klappenbroschur
ISBN 3-451-23785-3

Friedrich Graf
Ganzheitliches Wohlbefinden – Homöopathie für Frauen
Ein Begleiter für die wichtigsten Lebensphasen
288 Seiten, Paperback
ISBN 3-451-22681-2

Verlag Herder Freiburg · Basel · Wien

Heribert Möllinger
Homöopathie – Die große Kraft der kleinen Kugeln
Ein praktischer Leitfaden für Patienten
Band 4366

Mit diesem Leitfaden in der Hand kann man sich bestens auf eine Homöopathie vorbereiten.

Wolfgang G. A. Schmidt (Hrsg.)
Der Klassiker des Gelben Kaisers zur Inneren Medizin
Das Grundbuch chinesischen Heilwissens
Band 4260

Das Basisbuch der über 2000jährigen Geschichte traditioneller chinesischer Medizin.

Liliane Juchli
Wohin mit meinem Schmerz?
Hilfe und Selbsthilfe bei seelischem und körperlichem Leiden
Band 4212

Wann helfen Medikamente oder Psychotherapien? Wo sind Naturheilmittel sinnvoll? Die erfahrene Schmerztherapeutin gibt Antwort.

Rudolf Köster
Im Gleichgewicht bleiben
Umgang mit seelischen Belastungen
Band 4198

Der praxiserfahrene Arzt zeigt, wie die seelischen Ursachen körperlicher Erkrankungen überwunden werden können.

Irmgard Müller
Die pflanzlichen Heilmittel bei Hildegard von Bingen
Heilwissen aus der Klostermedizin
Band 4193

Praktische Anwendungen, gestützt auf profundes Wissen um die therapeutischen Eigenschaften der Pflanzen.

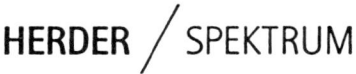
HERDER / SPEKTRUM

Gina Kaestele
Umarme deine Angst
Neun Helfer zur Verwandlung von Hilflosigkeit und Angst
Das praktische Selbsthilfeprogramm
Band 4179
Die erfahrene Therapeutin zeigt, wie sich Unsicherheit und Angst in positive Kraft verwandeln lassen.

Hildegard von Bingen
Heilkraft der Natur – Physica
Rezepte und Ratschläge für ein gesundes Leben
Band 4159
Naturlehre und Heilwissen der heiligen Hildegard: der Klassiker der sanften Medizin.

Viktor E. Frankl
Psychotherapie für den Alltag
Band 4072
Sinn gibt es nicht auf Rezept. Jeder muß ihn für sein Leben selber suchen. Einsichten zu den großen Themen des Lebens.

Lexikon Medizin – Ethik – Recht
Darf die Medizin, was sie kann?
Information und Orientierung
Hrsg. von Albin Eser, Markus von Lutterotti und Paul Sporken
Band 4073
»Eine lohnende Lektüre« (Deutsche Apothekerzeitung).

Lorenz Wachinger
Wie Wunden heilen
Sanfte Wege der Psychotherapie
Band 4009
Die Quintessenz von über 20jähriger therapeutischer Erfahrung: erprobte Hilfen zum gelingenden Leben.

HERDER / SPEKTRUM